入院和住院日
的适宜性评价

刘雯薇 马进 著

Appropriateness Evaluation of

Hospital Admissions and Stays

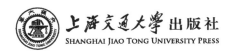

上海交通大学 出版社
SHANGHAI JIAO TONG UNIVERSITY PRESS

内容提要

在我国，医院是提供卫生服务的主力军。对入院和住院日的适宜性进行评价，对提高我国医疗机构的住院服务效率、质量以及可及性都具有重要意义。本研究在综合考察 C‑AEP 的评分者间信度、重测信度、表面效度、内容效度以及聚合效度后，以 C‑AEP 为适宜性评价工具，对上海市某三级甲等医院的心脏科和骨科的入院及住院日病例进行评价，通过建立 Logistic 回归模型以及多元回归模型分别对不适宜入院和住院日的相关因素进行分析，并建立路径分析模型，探讨支付方式、住院日适宜性对住院日和住院费用的影响。

图书在版编目(CIP)数据

入院和住院日的适宜性评价/ 刘雯薇，马进著. —
上海：上海交通大学出版社，2019
ISBN 978 - 7 - 313 - 21770 - 7

Ⅰ.①入… Ⅱ.①刘… ②马… Ⅲ.①住院病人—适
宜性评价 Ⅳ.①R197.323.2

中国版本图书馆 CIP 数据核字(2019)第 173244 号

入院和住院日的适宜性评价

著　　者：刘雯薇　马　进

出版发行：上海交通大学出版社　　　　　　　地　　址：上海市番禺路 951 号

邮政编码：200030　　　　　　　　　　　　　电　　话：021 - 64071208

印　　制：当纳利(上海)信息技术有限公司　　经　　销：全国新华书店

开　　本：710 mm×1000 mm　1/16　　　　　印　　张：11.5

字　　数：151 千字

版　　次：2019 年 9 月第 1 版　　　　　　　　印　　次：2019 年 9 月第 1 次印刷

书　　号：ISBN 978 - 7 - 313 - 21770 - 7/ R

定　　价：68.00 元

前　言

　　随着医药卫生体制改革的不断深化,我国卫生服务的可及性得到很大的提高,但同时,卫生费用的高速增长也引起了越来越多的关注。由于住院服务占用了大量的卫生资源,为使卫生费用增长合理化,许多国家对入院和住院日的适宜性进行了评价。在我国,医院是提供卫生服务的主力军,且入院率和住院日均处于较高水平,对入院和住院日的适宜性进行评价,对提高我国医疗机构的住院服务效率和质量都具有重要意义。

　　本书通过文献回顾和专家咨询,选择了适宜性评价方案(appropriateness evaluation protocol,AEP)作为适宜性评价工具的蓝本,并在进行了跨文化双向翻译、专家咨询、集中培训、预评价后,形成了本研究的适宜性评价工具中文版 AEP(C-AEP);通过对上海市两家三级医院的 350 个入院病例和 3 226 个住院日的回顾评价,考察了 C-AEP 的评分者间信度、重测信度、表面效度、内容效度以及聚合效度;由两名评价人员运用 C-AEP 对上海市某三级甲等医院的心脏科和骨科的 806 个入院病例及其8 396 个住院日进行评价,并记录其满足的评价指标和不适宜入院和住院日原因;通过建立 Logistic 回归模型(入院)以及多元回归模型(住院日)分别对不适宜的入院病例和住院日的相关因素进行分析;根据实证和文献研究结果建立路径分析模型,以了解医疗费用的支付方式、住院日适宜性对住院日和住院费用的影响。

　　本书共 7 章:第 1 章为绪论,主要是对本书的研究背景、内容和方法进行概述;第2章为文献综述,对国内外入院和住院日适宜性评价相关研究进行综述,并对住院服务适宜性相关理论进行概述;第3章是对C-AEP的开发和信效度检验结果;第4章、第5章分别对上海市某医院两科室的入院和住院日,运用C-AEP进行评价;第6章根据理论和实证研究的结果,对提高入院和住院日的适宜性提出建议;第7章则是对本书主要内容的总结。

　　本书的主要结论有:C-AEP是评价三级甲等医院相关科室入院和住院日适宜性的可靠工具;样本医院的不适宜入院和不适宜住院日比例都较高;不同科室的不适宜入院和不适宜住院日的主要原因相似;两科室入院和住院日适宜性的相关因素有所不同,但医疗费用的支付方式是两科室入院和住院日适宜性的共同危险因素或影响因素,由于其对医方和患者效用最大化行为的影响,自付比例较高的患者或自费患者的不适宜入院和住院日比例都较高;从总体上来说,不适宜住院日对医院服务效率的影响和服务可及性的影响十分巨大;入院和住院日适宜性对医疗质量的影响在本研究中尚不明晰;提高入院和住院日的适宜性需要相关政策部门、医疗机构、医疗服务人员以及居民的共同努力。

目　录

第1章 绪 论

　　医药卫生体制改革中不断增长的卫生费用日益受到关注,而卫生费用中很大部分是住院服务产生的。因此,对入院和住院日的适宜性进行评价,从而提高我国医疗机构的住院服务效率、质量以及可及性,进而通过入院和住院日分配的效率提升和资源利用的结构优化,减少不必要的卫生费用支出,就成了当务之急。本书正是基于这一现实需求而生,而在绪论中,将从入院和住院日的适宜性评价研究背景、本书中的相关研究内容和其中所运用的研究方法、主要创新点和结构等方面进行陈述。

1.1 研究背景

　　可及(accessibility)、成本效率(cost-efficiency)和质量(quality),是所有卫生系统改革的 3 个主要目标[1-3]。长久以来,尤其是在卫生资源仍较为匮乏的情况下,无论是在政策上还是在舆论上,可及性的改善都是重点和热点。与其他发展中国家相似,我国自开展医药卫生体制改革以来,社会各界对卫生事业的发展都十分重视,政府不断加大卫生投入,增加卫生资源的可及性,取得了较大的成效。从医保覆盖率来看,2008—2013 年,我国医保覆盖率从 87.9% 增加到 95% 以上;医疗机构数从约 89 万个增至超过 97 万个,其中医院仅增加了 4 997 家,而基层医疗卫生机构(包括社区卫生服务中心、乡镇卫生院、村卫生室和门诊所)增加了 57 353 所;

在此期间,我国卫生人员的数量也从约 725 万增加至超过 979 万。可及性的改善大大方便了居民就医,提高了卫生服务的公平性,也体现了我国卫生事业的公益性质。但是值得注意的是,从 2008—2013 年,我国卫生总费用从 14 535.40 亿元增长至 31 868.95 亿元,年平均增长率高达 11.47%[4,5]。虽然与经合组织(Organization for Economic Cooperation and Development,OECD)国家平均卫生总费用占 GDP 的 8.9% 相比,我国卫生总费用水平仍然较低(约占 5.6%,2013 年)[4,6],但其高速增长的趋势仍然受到了政策制定者和学者的广泛关注。

总量的增长并不能保障增长结构的合理。近年来,随着卫生投入的不断增加,基层卫生服务机构数量大幅增长,但由于历史、经济、社会等原因,我国提供卫生服务的主力军仍然是医院。在我国,医院承担着多样化的职能,尤其是三级医院,需要向多个地区提供高水平的免疫预防、治疗疾病、培养教育服务,并承担科学研究等任务[7]。其中,与人民群众生命健康最为息息相关的是医院提供的治疗服务。一般而言,医院提供的医疗服务的方式主要有门诊、急诊和住院 3 种,通常,住院服务更加昂贵、占用的卫生资源更多。根据我国卫生和计划生育统计年鉴,2013 年,超过 70% 的医疗卫生支出发生在医院,72.90% 的入院人次集中在医院,在医院总收入中,住院占 65.37%。从 2009—2013 年,随着公立医院改革的推进,虽然公立医院数量从 15 483 家减少到 13 396 家,但在此期间,医院的费用增长始终高于卫生总费用的增长速度(见图 1 - 1),公立医院卫生费用的年平均增长率为 20.99%,高于卫生总费用平均增长速率 18.48%。其中,医院入院人次数年平均增长率为 13.34%,人均住院医药费年增长率高达 12.60%;我国医院床位数从 312.08 万张增长到 618.19 万张,年平均增长率为 18.64%[4,8-12]。可见,医院住院服务效率的提高,对合理配置卫生资源具有重要意义。

医疗服务与一般商品和服务相比具有特殊性,如其诊疗时机决定其具有及时性,医疗服务的高风险性决定其应具有安全性,与民生息息相关决定其具有社会性等[7]。因此,控制住院费用的增长是一项十分复杂的

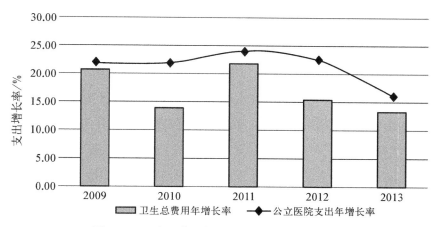

图 1-1　卫生总费用与公立医院支出增长率对比

工作。为了了解住院费用的构成及其影响因素,我国许多学者对不同科室/病种的住院费用进行了分析,并得到了一系列重要的结论。如肖静等通过对 6 168 例肝癌患者的住院费用进行影响因素的通径分析,发现住院日和出院情况是影响住院费用的主要因子[13];杨彩霞等对某三甲医院的 947 例脑梗死患者的住院费用进行分析,发现住院天数、入院情况、住院费用的支付方式、职业类型是住院费用的重要影响因素[14];辛一琪等对广州市某三甲医院的 485 例急性心肌梗死住院患者的住院费用进行分析后发现手术情况、住院天数、住院费用的支付方式、护理等级以及疗效对住院费用的影响显著[15];顾倩等对上海交通大学医学院附属瑞金医院的 1 880 例急性心肌梗死的回顾研究分析发现,住院天数对患者的住院费用影响最大[16];蔡跃红等对潍坊市某三甲医院急性心肌梗死 1 060 例住院患者的费用进行分析,住院天数、出院转归、特级护理和是否输血等前提的变化对住院费用的变化具有显著影响[17];研究人员对上海市某三级甲等医院 5 年内急性心肌梗死住院患者的住院费用分析,认为控制该病种住院费用应从进一步减少住院天数着手[18];赵红艳等通过对 1 146 例宫颈癌患者的住院费用进行逐步回归分析,得到了住院天数、自付比例、药费比例和是否手术是主要影响因素的结论[19];范冬冬等对 2 808 例肺炎患者的住院费用进行分析,结果表明住院天数、住院费用的支付方式、病情和诊疗质量都是重要影响因素[20];周艳等对乌鲁木齐市某三甲医院的 5 个住院病种进行费用分析,发现住院天数对这 5 个所选病种的住院费用均有显著影响[21];王岚等对某综合医院的阑尾炎手术住院患者住院费用进行回顾研究,同样发现,住院天数变化情况对住院费用变化的影响最为显著[22]。从以上部分文献回顾的情况来看,虽然由于研究对象、研究目的、分析方法、研究环境等的不同,对住院费用影响的主要因素有所不同,但住院天数始终是影响住院费用的重要因素。除此之外,住院日长也对医疗质量有着重要影响,一般而言,住院日越长,医源性并发症、压疮、院内感染、病死、忧郁等的发生率也随之越高[23-26]。对老年住院患者来说,过长的住院日甚至容易导致其生活能力和生命质量的大幅下降[27]。住院日的长短与医院的医疗费用和质量高度相关,正因为如此,长期以来,平均住院日都是评价供方绩效的重要指标,也是付费方关注的焦点。

　　从国际上来看,我国居民的入院率和平均住院日均处于较高的水平。根据 2014 年中国卫生和计划生育统计年鉴,2008—2013 年,我国居民(年鉴调查区域内)住院人次数年均增长率为 15.3%,住院率从 6.8% 上升至 9.0%。2013 年,我国居民年住院率为 14.1%。在同一时期内(2008—2013 年),OECD 国家的平均住院人次数仅增加了 0.7%。从住院日情况来看,2013 年,我国公立医院平均住院日为 10.0 天,其中,三级医院平均住院日为 11.0 天,而 OECD 国家 2013 年医院平均住院日仅为 7.3 天。从病种住院日的情况来,2013 年,我国急性心肌梗死(acute myocardial infraction, AMI)患者的平均住院日为 9.3 天,顺产的平均住院日为 4.0 天;而 OECD 国家急性心肌梗死住院患者的平均住院日为 6.9 天,顺产产妇的平均住院日则为 2.7 天(见图 1-2)[28,29]。虽然由于卫生系统、医疗技术、诊疗习惯以及经济与社会等方面存在差异,将我国与 OECD 国家的住院日直接进行比较缺乏合理性,但这一差距仍在某种程度上反映了我国的入院和住院日中存在着一定的效率损失。

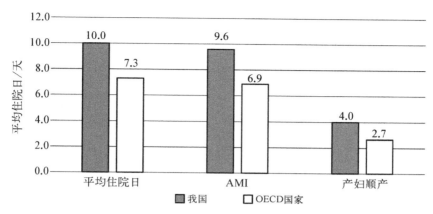

图 1-2 我国与 OECD 国家平均住院日对比

正由于住院天数与住院费用和医疗质量密切相关,为合理利用有限的卫生资源、提高服务质量,控制住院日成为学界讨论的焦点。许多研究表明,患者住院费用的支付方式对住院天数有着重要影响,且由于住院费用支付方式对供需双方行为影响的双重性,其对住院服务使用的影响也最具争议性,其复杂性体现在以下三点:其一,支付方式可以改变患者直接支付的价格,从而影响患者对服务的使用行为;其二,住院费用的支付方式可以改变患者就诊时对医疗机构的选择,如医保患者一般会选择医保定点医疗机构进行就诊,个人支付比例低的患者则会选择较高级别的医疗机构就诊;其三,住院费用的支付方式可以改变患者的自我保健行为,医保患者可能会减少自身健康保养行为[30]。许多学者对支付方式与住院天数的关系进行了实证和理论研究,如钟绮玉和黄洁平(2015)发现病程、疗效、支付方式、优质护理与患者住院日长短显著相关[31];佘颖等(2015)对重庆某医院外科患者的平均住院日影响因素进行分析,也发现报销比例较低的患者(新农合)住院日也较长[32];陈龙等(2014)则发现甲状腺癌患者的年龄、性别、是否手术、入院科室以及住院费用付费方式等与患者住院天数显著相关[33];李会玲等(2014)通过因子分析发现医疗保障制度对住院天数有影响[34];孙翔和苗志敏(2013)对 35 岁以上剖宫产产妇的住院日进行分析后发现年龄、住院费用付款方式、入院病情和新生儿体质量等因素都与住院天数相关[35]。

显然,多数研究关心的主要是支付方式对住院天数总长的影响程度。然而,控制平均住院日仅是在总量上对住院服务的时间长度进行粗放管理,并不能在保证患者实际住院需求的前提下实现有效的费用控制。一味以缩短平均住院日为目标,还往往会使住院服务质量得不到保障,导致患者满意度降低,医患关系紧张[36,37]。比如在实施总额预付后,由于医院收到医保费用控制的压力,平均住院日有所减少,但其结构的变化却可能有两种不同的形式。在图1-3中如将住院日分为"适宜"的和"不适宜"两种(本书将在第2章对其含义进行阐述),那么在缩短住院日的过程中,有可能两种类型的住院日都会减少(如图1-3中从状态a到状态b),从而进一步造成效率和质量的损失,而较为理想的减少平均住院日的情况则是从状态a到状态c,也即在缩短住院日的过程中,仅有不适宜住院日有所减少。因此,探讨不适宜住院日对住院日和住院费用的影响,比探讨平均住院日更具有实际意义。

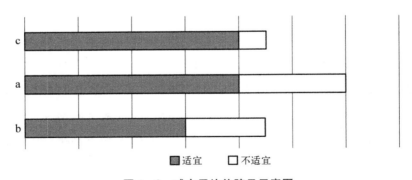

图1-3　减少平均住院日示意图

a—住院日的初始状态;c、b—缩短住院日后的状态

在20世纪80年代,为了使住院日结构合理化、提高住院资源利用效率,美国学者和保险组织发起了对入院和住院日的利用评价(utilization review,UR)。UR指的是基于服务的强度和情况的严重性等对其适宜性进行评价的过程[38]。UR发源于美国,主要用于保险组织[尤其是美国医

疗保险(Medicare)和美国医疗补助计划(Medicaid)〕对保险患者的入院、住院日以及服务项目的适宜性审查,并通过一定的标准以决定是否对其予以补偿,如果某评价对象在该评价体系内被认为是不适宜的,那么第三方(通常是保险公司)通常会拒绝对该项服务的报销申请。由于评价主体是第三付费方,UR 也越来越多地偏向于费用控制和效率提高,而其与医疗质量的关系则变得较为模糊[39]。随着卫生费用增长成为全球性难题,许多国家如英国、澳大利亚、荷兰、意大利、法国、西班牙、葡萄牙、瑞士、日本、韩国等都加入了适宜性评价的行列[36]。

　　入院和住院日的利用评价在我国尚未引起重视,对卫生服务的适宜性的评价也仅停留在小范围的学术研究。虽然早在20 世纪90 年代末就有学者首先注意到了住院服务的适宜性问题[40],然而多年来,仅有少量研究对我国入院和(或)住院日的适宜性进行了小规模的描述。虽然这些研究规模较小,且在研究方法上存在一定的问题,但其研究结果从不同程度上反映了我国医院的住院服务存在着较大的改进空间。总而言之,在我国卫生总费用高速增长、医院占用绝大多数卫生资源、住院日与住院费用高度相关且入院和住院日监管较为粗放的情况下,对入院和住院日进行适宜性评价,了解不适宜卫生服务产生的原因和影响因素,对于合理配置卫生资源,提高卫生服务的成本效率和质量都具有重要意义。

1.2　研究内容

1.2.1　入院和住院日适宜性的含义

　　在本研究中,对适宜性进行界定对于评价和理解评价结果、提出政策和管理建议都具有重要意义。由于学界对适宜入院/住院日的含义尚未形成一致意见,本研究将通过文献回顾,对适宜医疗相关研究进行归纳、对比和分析,结合我国卫生系统和临床实践情况,对适宜入院和住院日的含义进行归纳和描述。

1.2.2　入院和住院日适宜性评价的相关研究

本书对入院和住院日适宜性评价研究进行系统性综述。通过文献回顾,可以全面了解各国入院和住院日适宜性评价工具、评价方法以及主要结果。这为本书开展评价奠定理论和实证基础,也为读者了解适宜性研究的发展和评价结果提供较为全面的归纳和总结。了解我国对入院和住院日适宜性相关评价的主要结果,对因地制宜地开展本研究也具有重要意义。

1.2.3　开发适宜性评价工具并考察其信效度

适宜性研究的基础和核心问题之一,就是是否有一个科学、可靠的工具用于评价实践。本书拟通过广泛研究国内外文献,根据我国医院的具体情况、本研究的资源情况以及专家的建议选择适合我国的适宜性评价工具蓝本,并以此为基础,根据我国的具体情况进行修改,提供一个独立于诊断、适用于一般专业人员的评价体系,并对其信效度进行考察,以保证结果的科学性和可靠性。

1.2.4　样本医院部分科室入院和住院日适宜性水平的了解和探索

我国对卫生服务适宜性的研究起源于 20 世纪 90 年代末,至今仅有少量文献对入院和住院日的适宜性进行了实证研究。因此,本书的主要内容之一在于对上海市样本医院的部分科室的入院和住院日的适宜性进行评价,初步了解其适宜性水平,并对其进行评价。此外,学界对是否不适宜入院/住院日的水平为零才是最佳标准尚无统一认识。从微观层面来说,不适宜入院和住院日发生的概率越小越好。在实践中,由于资源限制及其他不可抗力(如节假日、患者自身原因)等的影响,往往无法达到"零不适宜"的水平,本研究将从这一点出发,对医院入院/住院日的不适宜水平标准进行探索。

1.2.5 对不适宜入院和住院日的影响因素进行分析

建立分析模型,对不适宜入院的住院日的危险因素进行研究,了解不适宜入院和住院日水平较高的患者的人口社会、经济水平以及诊疗特征,并结合理论和实证结果对其进行解释。对入院适宜性评价及其相关个人社会经济人口特征、住院费用支付特征以及诊疗特征进行 Logistic 回归分析;对住院日适宜性及其相关因素建立多元回归模型,并通过路径分析验证住院日适宜性与住院天数、住院费用间的相互关系。

1.2.6 运用相关经济学理论模型分析支付方式对入院和住院日适宜性的影响

长久以来,对不适宜入院和住院日的研究主要是描述性研究,即对入院和住院日的适宜性进行评价,然后根据所获得的实证数据进行分析。这些研究为不适宜入院和住院日的存在及其特点提供了十分重要的证据,但却并没有从其发生机制上进行深入探讨。本研究以相关经济学理论模型为基础,描述医患双方在不同补偿机制下的效用最大化行为,探讨不适宜入院和住院日产生及不适宜水平变化的原因。

1.2.7 了解不适宜住院日对住院费用产生影响的方式和程度

虽然不适宜住院日对住院服务的成本效率有着重要影响这一点已经得到普遍认可,然而其发生影响的内在机制、具体影响的大小以及产生费用的具体金额却往往难以计算,不同研究人员采用不同计算方法,所得到的结果差别较大。使用适宜性评价工具和路径分析方法,对不适宜入院和住院日产生的费用进行计算,能够更加客观地评价住院服务过程中产生的效率损失,更科学地对不适宜入院和住院日对卫生资源配置造成影响的方式和程度进行估计。

1.2.8　对提高入院和住院日的适宜性提出建议

进行适宜性评价和分析的最终目的是提高适宜性水平。本研究结合理论和实证研究的结果，对提高入院和住院日的适宜性从卫生政策、医院管理以及医患个体等不同的角度提出政策和管理建议以及服务和就诊建议。

1.3　研究方法、主要创新点及结构

1.3.1　研究方法

本书中在研究不同阶段运用归纳和演绎的方法对定性和定量结果进行分析，最后结合实证和理论研究结果提出规范性建议，主要用到的研究方法有文献研究法、问卷调查法、访谈法、统计学方法、经济学和管理学研究方法。

1）文献研究法

通过对国内外相关文献的学习，了解入院和住院日适宜性研究的理论和实证研究现状，整理实证研究的方法和主要结果并进行系统性的综述，且对相关理论进行回顾。在 PubMed、Web of Science、Google Scholar、中国知网（China National Knowledge Infrastructure，CNKI）、万方数据库、维普期刊资源整合平台等使用关键词进行文献搜索，根据系统文献回顾的要求对文献进行筛选和分类；对符合要求的文献进行储存和备份，并建立索引，按照本书的研究目的对相关文献内容进行综合分析。整理实证研究的研究方法和主要结果，学习其主要研究方法，并根据本研究的要求进行改进，对相关研究的主要结果和结论进行归纳，了解国内外入院/住院日的适宜性的研究现状。对适宜性相关概念以及医疗服务适宜性相关理论模型进行回顾，对入院和住院日适宜性的概念进行界定，了解不适宜入院和住院日的发生机制，为提出相关政策和管理建议提供依据。

2) 问卷调查法

本研究在多个阶段运用了不同类型的问卷调查法。在文献综述阶段,采用结构问卷对相关文献的主要结果和关键结论进行归纳;在工具开发阶段,运用问卷调查法对专家意见进行统计分析,为工具本地化修改提供依据;在信效度调研和适宜性评价阶段,评价人员通过适宜性评价问卷对每个出院病案进行评价并记录结果,通过医院病案信息系统摘录对应的基本信息(人口社会经济信息、诊疗信息等)。对这些问卷调查结果分别建立数据库,为变量及赋值情况建立索引便于查询。

3) 访谈法

本研究主要在两个阶段用了访谈法。① 在工具开发阶段,通过专家访谈,对入院和住院日的适宜性评价标准进行调整;② 在对适宜性进行评价后,与不适宜入院/住院日产生过程中的关键人物进行访谈,了解不同职能的医疗服务人员对不适宜入院和住院日的看法和意见,为提出提高入院和住院日适宜性水平的政策和管理建议提供依据。

4) 统计学研究方法

对适宜性评价获得的数据运用统计学相关方法进行探索和分析,采用科学的统计方法对不同组别评价者的评价结果的一致性进行计算,了解评价工具的信度和效度情况;运用相应统计学方法对患者基本信息和费用信息、医院基本信息进行描述,选取适用的检验方法对组内和组间差异的显著性进行检验;对入院适宜性及其相关变量建立逻辑回归模型,了解变量变化的主要相关因素,对不适宜入院和住院日的潜在危险因素进行归纳;建立路径分析模型,对不适宜住院日和住院总天数、住院费用的相关性进行探讨,深入了解不适宜住院日对医疗机构运行效率和质量影响的方式和程度。

5) 经济学、管理学研究方法

运用经济学相关理论模型对部分不适宜入院和住院日产生的机制进行分析,并提出可行的激励约束机制提高适宜性水平。运用管理学相关理论和知识对提高入院和住院日适宜性提出建议,在卫生系统层面提出政策建议,为相关政策制定者提供参考;在医院层面提出管理改进建议,为医院管理人员提高成本效率、保障医疗服务质量提供依据。

1.3.2　主要创新点

本书的主要创新点体现在三个方面:① 在从前的适宜性评价研究中,研究者往往选择对国外的评价工具进行翻译后直接使用,本研究开发了适应我国医疗实践的入院和住院日适宜性评价工具,完善了我国的适宜性评价研究;② 以往的研究指出了住院费用的支付方式对住院天数和住院费用存在显著影响,而本研究运用经济学理论进一步探讨了住院费用的支付方式对入院和住院日适宜性产生的影响,而就住院日适宜性对住院天数和住院费用产生影响的内在机制也有深入探讨,弥补了相关研究的不足;③ 本研究建立了路径分析模型以探讨不适宜住院日对住院日和住院费用的影响,完善了住院费用研究的相关模型。

1.3.3　本书结构

1) 技术路线

技术路线如图 1-4 所示。

2) 章节结构

本书的基本结构安排如下:第 1 章为绪论,主要介绍本研究的背景、内容和方法,对研究的重要性和必要性进行阐述;第 2 章对入院和住院日适宜性的国内外实证研究进行综述,对这些研究的主要结论和不足进行总结和分析,同时对适宜性相关的理论进行回顾,对适宜性的内涵进行归纳和总结,并从入院和住院日的角度对适宜性进行定义;第 3 章在文献研究的基础上选择适合我国医院医疗实践的适宜性评价工具,对其进行本地化修改并进行信效度检验;第 4 章和第 5 章运用适宜性评价工具对样本医院的部分科室和病种的入院和住院日情况分别进行评价,对入院和

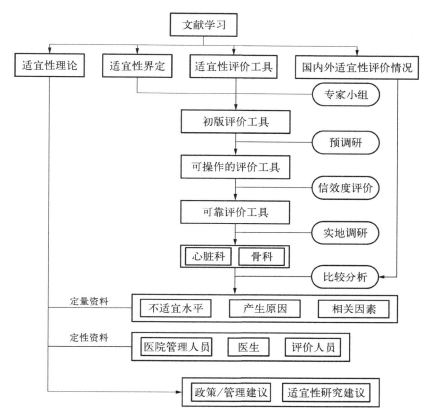

图 1-4 技术路线图

住院日的适宜性水平、不适宜入院和住院日产生的原因和相关因素进行分析,对不适宜入院和住院日产生的住院费用进行估计,并对医保结算和支付方式对适宜性的影响进行探讨;第 6 章将对上述章节的理论和实证分析结果进行总结,并在此基础上对提高医院的入院和住院日的适宜性提出建议;第 7 章将总结本研究的主要研究结果,并对未来的相关研究提出建议。

1.4 本章小结

本章主要对本书的研究背景、研究内容、研究方法、主要创新点和结构进行了简要介绍。与其他国家相比,我国居民的入院率和平均住院日均处于较高水平,而存在不适宜入院和不适宜住院日可能是造成这一结果的重要原因。本书运用文献研究法、问卷调查法、访谈法、统计学研究方法、经济学和管理学研究方法对入院和住院日适宜性的含义、相关研究、评价工具及其信效度、上海市某三级医院两科室的不适宜入院和住院日及其影响因素、住院费用支付方式对入院和住院日适宜性的影响、入院和住院日适宜性对住院费用的影响、提高入院和住院日适宜性的方式等内容进行了研究。

第 2 章　入院和住院日适宜性的研究现状

　　入院和住院日的适宜性在公共卫生研究领域仍然是一个较新的内容，国内相关研究也较为滞后。为了全面地了解国内外相关研究现状，为本研究提供充分的理论和实证基础，本章将对相关文献进行整理与归纳。首先对国内外实证研究进行系统的回顾，然后再对相关理论和模型进行讨论。由于在入院和住院日适宜性研究方面，实证研究发展得更为成熟。而因尚不存在完善的入院和住院日的适宜性理论，本综述的理论研究借鉴了信任品（credence goods）以及引致需求（supplier-induced demand）理论的相关模型进行探讨，并对这些理论运用于入院和住院日的适宜性研究进行了评价。

2.1　国外入院/住院日适宜性评价的实证研究

2.1.1　文献搜索与筛选

　　文献搜索主要通过 PubMed/Medline，Web of Science 以及 Google Scholar 进行。为了对入院和住院日适宜性评价及其发展有更全面的了解，本研究没有对文章的发表时间进行限制，文献搜索截止日期为 2015 年 10 月 20 日。用于搜索相关文献的基本策略如下：（avoidable OR unnecessary OR necessity OR inappropriate * OR appropriate * OR inactive OR preventab * ）AND（admission OR hospitalization OR "hospital use" OR "hospital utilization" OR "hospital day" OR "hospital stay" OR "patient day" OR "length of stay" OR "inpatient day" OR "inpatient stay") NOT（medication * OR prescription OR drug OR antibiotic * OR laborator *）。对相关文献进行整理后,对符合要求的文献的参考文献进行再次筛选。文献搜索和筛选过程如图 2-1 所示。文献排除的指标：① 重复文献以及无摘要文献；② 综述类、讨论类（如编辑信件）等非实证文献；③ 评价对象为疗养院、社区医院、康复医院、儿童医院/儿科、精神病医院/精神科、传染病医院、非综合类医疗机构等的文献；④ 不包括评价的工具开发与信效度调查文献；⑤ 非英文文献；⑥ 无法下载全文的文献。其中,由于我国卫生资源集中在三级综合医院,因此,为

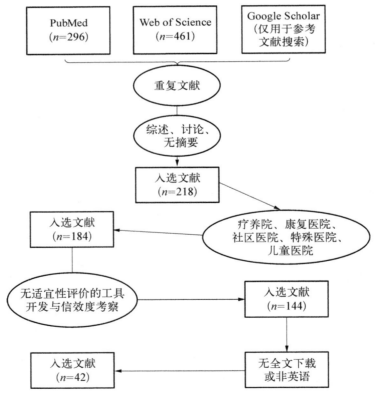

图 2-1　文献搜索与筛选方法示意图

便于比较,将评价对象限定在类似级别和服务强度相似的医疗机构;而未在搜索时排除非英文文献是为了大致了解国外入院和住院日适宜性研究的分布情况;本章仅对适宜性评价工具进行简要介绍,适宜性评价工具的信度和效度研究详见本书第 3 章。

根据文献的研究目标和主要研究内容,本研究将对以下 4 个方面进行结构性综述:不适宜入院和住院日水平,不适宜入院和住院日水平的相关因素,不适宜入院和住院日产生的原因以及不适宜住院日产生的医疗费用。由于各研究所用的评价环境、工具不同,无法对这些数据进行 Meta 分析,感兴趣的读者可以通过文献搜索,对使用了相同评价工具、评价环境和评价对象的类似研究进行相关分析,或对逐个条目进行深入分析。此外,因为部分适宜性评价工具的适用范围较窄,入选文献中仅有提到而未实际使用,本章将在 2.1.3 节中对这些工具进行简要的介绍。

2.1.2　文献描述

本综述入选的国外入院/住院日适宜性评价的实证文献基本情况如表 2-1 所示。所选文献的发表年分布于 1986—2015 年,2000 年前共 10 篇,2000—2010 年共 20 篇,近五年来的入选文献量为 12 篇。从地区的数量分布上来看,由于对成本效率以及质量的关注,经济较发达地区对适宜性评价的数量也更多。在 42 篇入选文献中,欧洲地区的文献数量为 29 篇,占总文献数的三分之二以上;亚洲地区仅有 8 篇,分别来自以色列、土耳其、马来西亚、伊朗和韩国;美洲国家有美国和巴西共计 4 篇入选文献;非洲国家仅有埃及 1 篇。绝大多数研究采用的是适宜性评价方案(AEP)作为适宜性评价工具(37 篇),使用其他指标型评价工具的共 4 篇,仅有 1 篇文献使用的评价方法为专家主观评价法。从评价方式来看,一半以上的研究(23 篇)为回顾性研究(retrospective review),回顾性研究评价的一般是已经出院的患者的入院和住院日情况,通过相关历史材料(主要是出院病案),对样本入院/住院日的适宜性进行评价;14 个研

究采用的是同步性研究（concurrent study），即选定某日期后，对当天的
入院/住院日进行调查，一般要求在搜集相关资料后的当天进行评价；所
选文献中共有 5 篇是前瞻性研究（prospective study），即在患者入院后数
小时内（在诊疗开始前）通过相关医疗服务人员提供的信息对该入院/住
院日进行评价，该方法一般用于第三方付费前的审核，较少用于研究。在
以上 3 种评价方式的基础上，均可以与相关医疗服务人员进行沟通和交
流以获得更多信息。

表 2 - 1　入选文献描述

第一作者	发表年份	国家	评价工具	评价方式	入院评价		住院日评价	
					n	%	n	%
Joseph D. Restuccia[41]	1986	美国	AEP	同步	714	9	8 031	28.1
Joseph D. Restuccia[42]	1987	美国	AEP	回顾	297	12	297	32.3
Selker HP[43]	1989	美国	The Delay Tool	回顾	—	—	7 795	17
A. Davido[44]	1991	法国	AEP	同步	371	28	—	—
Joanna Coast[45]	1995	英国	ISD - A	前瞻	701	19.7	—	—
Joanna Coast[46]	1996	英国	ISD - A	回顾	634	20	—	—
Jordi Alonso[47]	1996	西班牙	AEP	回顾	1 383	19	1 164	6.4
G. Apolone[48]	1997	意大利	AEP	回顾	1 082	27	926	40
Pierre Chopard[49]	1998	瑞士	AEP	前瞻	500	15	5 665	28
Dafna Merom[50]	1998	以色列	AEP	同步	—	—	1 003	18.1
IF Angelillo[51]	2000	意大利	AEP	回顾	1 299	14.2	1 299	37.3
David J.E. Henshaw[52]	2000	英国	AEP	回顾	223, 237*	10.6	209, 251*	10
Sıdıka Kaya[53]	2001	土耳其	AEP	同步	—	—	2 067	29.4
Patricia Halfon[54]	2001	瑞士	AEP	同步	—	—	4 751, 3 661**	13.2

续　表

第一作者	发表年份	国家	评价工具	评价方式	入院评价		住院日评价	
					n	%	n	%
Oliver Sangha[55]	2002	德国	AEP	回顾	243, 222	20	2 277, 3 200	30.5
Lambert J.G. G. Panis[56]	2003	荷兰	AEP	同步	—	—	610	19.4
C. Pileggi[57]	2003	意大利	AEP	回顾	613	28.4	613	75.7
Marie-José d'Alché-Gautier[58]	2004	法国	AEP	回顾	—	—	2 180	8.9
Lambert J.G. G. Panis[59]	2004	荷兰	AEP	回顾				60.3
LCA Chakravarty[60]	2004	马来西亚	AEP	同步	—	—	95	29.48
Ömer Dizdar[61]	2005	土耳其	AEP	回顾	—	—	402	34.6
Pedro Anton[62]	2006	西班牙	AEP	同步	—	—	159, 318*	14.3
Francisco Campos Rodríguez[63]	2006	西班牙	AEP	同步	633	7.9	—	—
Francisco Campos Rodríguez[64]	2007	西班牙	AEP	回顾	—	—	1 166	11
José A. San Román[65]	2008	西班牙	AEP	回顾	—	—	920	27
Víctor Soria-Aledo[66]	2009	西班牙	AEP	回顾	725	7.4	1 350	24.6
M. Al-Tehewy[67]	2009	埃及	AEP, P-AEP	回顾	1 191	72.6	—	—
CL Hammond[68]	2009	英国	专家小组	前瞻	119	26.9	—	—
Nahid Hatam[69]	2009	伊朗	AEP	前瞻	1 244	22	—	29.6

第一作者	发表年份	国家	评价工具	评价方式	入院评价		住院日评价	
					n	%	n	%
Ouladsahebma-darek E[70]	2009	伊朗	AEP	同步	402	—	924***	61.2
Pierre Fontaine[71]	2011	比利时	AEP	回顾	—	—	10 921	24.6
Mikkel Brabrand[72]	2011	丹麦	AEP	前瞻	3 050	38.1	—	—
Gudrun Gamper[73]	2011	意大利	AEP	前瞻	345	28.1	—	—
Jee-Inhwang[74]	2011	韩国	AEP	回顾	—	—	4 644	14.9
Giuseppina Poppa[75]	2012	意大利	AEP	回顾	598	3.34	2 888	27.7
Víctor Soria-Aledo[76]	2012	西班牙	AEP	回顾	725	7.4	1 350	24.6
Henrik Koldborg Jepsen[77]	2013	丹麦	AEP	回顾	470	14	—	—
Caterina Caminit[78]	2013	意大利	The Delay Tool	同步	—	—	1 935	45
Alice Mannocci[79]	2014	意大利	AEP	回顾	2 196	22	10 980	42
Soraia A.D. Silva[26]	2014	巴西	AEP	回顾	395	—		59
DS Evans[80]	2015	爱尔兰	AEP	同步	286	8	—	—
Ali asghar Ghods[81]	2015	伊朗	AEP	同步	300	7.4	905	22.1

说明：* 对照组和干预组；** 内科和神经科；*** 小时数。

2.1.3　入院和住院日适宜性评价工具

在系统的适宜性评价工具开发之前，对入院和住院日的适宜性评价主要工具是入院率和平均住院日、术前住院日等。然而正如绪论中所述，这些指标一般只能反映某些异常状况与一般状况的偏差，但当一般状况已经包括不适宜入院/住院日时，使用平均指标来评价则会产生较大的误差。因此，研究者根据其研究目的、对象等的不同开发了不同的适宜性评价工具。

根据这些评价工具评价适用范围的不同，一般可以分为与诊断相关（diagnosis-related）的工具和与诊断无关（diagnosis-independent）的工具两种。前者仅适用于一种或几种疾病或手术，而后者的适用范围则更为灵活。按照评价成本来分，又可以分为固定指标的工具和灵活指标的工具。前者往往是通过一系列明确的指标来界定适宜入院/住院日，满足某个或某些指标的入院/住院日则认为它属于适宜入院/住院日；后者则主要依靠专家小组的意见来对适宜性进行判断。虽然前者成本较低，但却在灵活性上不如专家法，而专家评价法的缺点除了成本较高以外，有研究指出，在一些模棱两可或在某些专家倾向于"偷懒"的情况下，评价结果容易向多数人偏移。此外，专家法的独立性也较低，不同专业的专家对适宜性的评价往往差异较大[68]。

根据国外相关文献，常用的适宜性评价工具有以下几种，它们的评价成本和适用范围对比情况如图 2-2 所示。

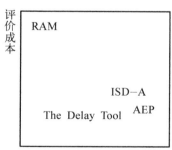

图 2-2　适宜性评价工具对比

AEP：AEP 是适宜性评价工具中最广为使用的一种。在 42 个所选研究中，37 篇选择了 AEP 作为评价工具。AEP 分为两部分，第一部分是入院评价标准，第二部分是住院日评价标准。每部分均包含一系列的客观指标，这些指标分别对适宜入院/住院日的患者状况、医疗服务强度或护理/生命支持服务进行了描述，如果满足这些指标中的一个条件，则可认为该入院/住院日是适宜的。除了客观指标部分，考虑到卫生服务的复杂性和特异性，开发者还在 AEP 中囊括了一个主观指标,即"凌驾选项"(override option)。该选项指的是当某入院或住院日无法到达评价指标中任一条,但评价者仍然认为该患者需要住院服务时,或者当评价对象符合评价标准中的一条或多条,但评价者认为该患者无须住院服务时,则可用主观判断"凌驾"于适宜性标准之上,对其适宜性进行判定。由于 AEP 使用方便且与诊断无关,其信度和效度也在多个国家进行了考察并用于入院/住院日的适宜性评价。

延迟工具(the delay tool):延迟工具是由 9 个模块共 166 个条目组成,每个模块都包含一系列导致医疗服务延迟执行的原因[43]。延迟工具的特点是其搜索的信息比较集中,评价的内容有限,即只搜集存在服务延迟的资料。根据相关实证文献的调查结果,使用延迟工具评价一份病案仅需要 6 分钟[43],而另有研究表示使用 AEP 对住院日进行评价,每份病案平均需要约 10 分钟[82]。延迟工具一般仅用于指明不适宜住院日产生的原因,但并不描述适宜住院日的服务内容,因此,该工具常用于搭配其他适宜性评价工具一同使用。

RAND/UCLA 适宜性评价方法(RAND/UCLA appropriateness method,RAM):20 世纪 80 年代,一家独立的美国研究机构兰德公司(RAND)和加利福尼亚大学洛杉矶分校(University of California,Los Angeles,UCLA)共同开发了 RAM 的第一个版本,用于判断住院服务中存在的过度医疗(overtreatment)和不充分医疗(under-treatment)。该公司所开发的适宜性评价标准要求专家小组对某些条目进行多次评分,以专家的意见加权结果作为判定依据[83]。由于该方法高度依赖专家意见,成本较高,在入院/住院适宜性评价方面,RAM 仅适用于几个外科常见手术(如冠脉造影、心脏搭桥、胆囊或子宫切除等)[2]。

服务强度-疾病严重性-出院适宜性评价工具(intensity-severity-discharge-appropriateness,ISD - A):由 InterQual Inc.开发的 ISD - A 评价体系将整个住院体系分为入院、住院和出院 3 个阶段,并分别对它们进行评价[84]。该工具通过对疾病的严重性(severity of illness)和服务强度(intensity of service)来评价入院和住院日的适宜性。只有在入院24小时内同时满足疾病严重性和服务强度中至少一条,其入院才能被判定为适宜;在某住院日满足严重性或服务强度中任一条,则该住院日被判定为适宜。当严重性和强度中没有适用条目时,则开始使用ISD-A的出院评估部分,对继续住院的适宜性进行评价。

其他研究工具如标准化医疗评价工具(standardized medreview instrument,SMI)、管理式医疗适宜性评价方案(managed care appropriateness protocol,MCAP)等[85],运用范围不广,在本节暂不进行详细讨论。

由于适宜性评价工具的开发往往需要长期的临床调研和大量的人力、物力,以上所列举的评价工具均由高收入的发达国家所开发,且绝大多数研究都是在经济较发达地区展开的[86]。这些工具为资源有限的国家/地区提供了良好的评价方案蓝本和实践基础,但是由于卫生体制、经济水平、社会文化等方面的不同,其他国家在使用这些适宜性评价工具之前,一般先会对其进行本地化,并对其信度和效度进行考察,如AEP就有意大利的医院适用的评价方案(protocollo revisione utilizzo ospedale,PRUO)、荷兰(D-AEP)、韩国(K-AEP)等多个改良版本以适应其应用地区的具体医疗实践[2,44,56,74]。对适宜性评价工具的信度和效度评价研究现状将在本书第3章做简要介绍。

2.1.4 不适宜入院和住院日水平

获得样本医疗机构/科室/病种的不适宜入院/住院日数量,对其服务效率和质量进行评价,是进行适宜性评价的主要目的之一。由于评价环境(科室、病种、医院、卫生体制等)以及使用的评价工具等的不同,不宜对各研究所得到的不适宜入院和住院日水平进行直接比较,故本综述仅对这些研究的结果进行简单描述。

从总体来看,各研究所得到的不适宜入院和住院日水平差距较大,不适宜入院率的范围为 3.3%～72.6%,标准差为 13.866;不适宜住院日的比例为 6.4%～75.7%,标准差为 16.278。从不同地区的情况来看,欧洲的不适宜入院水平为 3.3%～38.1%,不适宜住院日水平为 6.4%～75.7%;在亚洲国家的研究中,可找到的仅有伊朗对入院的适宜性进行的评价,两篇文献的结果分别是 7.4% 和 22%,不适宜住院日水平范围为 14.6%～61.2%;美洲国家的不适宜入院率为 9%～12%,不适宜住院日水平为 17%～59%;在埃及的研究中,由于样本中的三家医院只有一家医院建有术前检查系统,因而它们的不适宜入院率差别较大,分别为 1.9%、66.3% 和 78.9%。

2.1.5　不适宜入院和住院日的危险因素和原因

危险因素指的是对某现象(一般而言是负向事件)有促进作用的特征或事件。有 13 篇入选文献对不适宜入院的危险因素进行了分析。这些研究采用的研究方法一般为二分类 Logistic 回归法(binary logistic regression),即将是否为不适宜入院作为因变量,而自变量则一般包括患者的人口社会学特征、疾病特征、诊疗情况等。根据这些文献的研究结果,不适宜入院的主要危险因素有年龄、性别、经济状况、患者居住地、入院科室、入院方式、社区诊疗服务利用情况、肿瘤诊断、早晨入院、周末入院、年龄·慢性病等,这些危险因素在文献出现的频次如图 2-3 所示。13 篇文献对不适宜住院日的危险因素进行了分析,这些研究采用多元线性回归法,对可能产生较高的不适宜住院日的相关因素进行了统计学分析。根据这些研究的结果,不适宜住院日的危险因素主要有不适宜入院、年龄、住院时期所在的阶段(在前三分之一住院日/在后三分之一住院日)、住院日总长、外地患者、入院科室、医院所有制,这些危险因素出现的频次如图 2-4 所示。

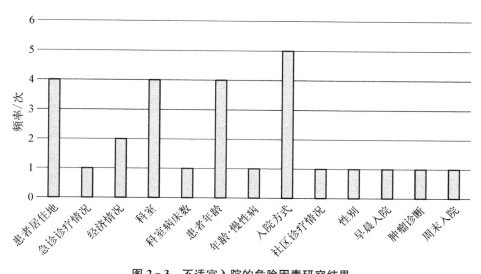

图 2－3　不适宜入院的危险因素研究结果

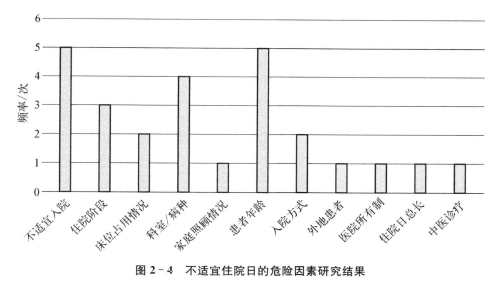

图 2－4　不适宜住院日的危险因素研究结果

　　通过对文献中的不适宜入院率和不适宜住院日占比作散点图（见图2-5）可以发现，不适宜入院率和不适宜住院日的比例在一定程度上呈正相关关系（$R^2 = 0.212$）。这可能是由于本身不适宜入院的患者病情较为简单、需要的服务强度较低，从而产生不适宜住院日的可能性也较高。虽然不同的评价环境、工具、不同的编码方式等都会造成所得到的危险因素产生差异，但是可以看出不适宜入院/住院日的主要危险因素为患者的一些基本特征和诊疗特征。也有部分文献指出，患者接受不适宜服务的程度与患者的经济情况有关[44,57]，但由于这些国家一般已经实施了全民健康保险制度，因此，卫生费用的支付方式在文献中均未作为危险因素的候选变量。

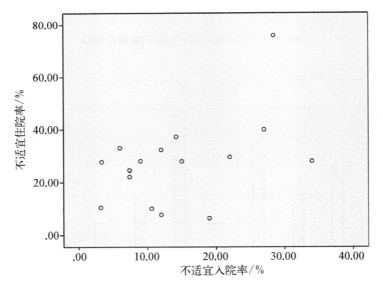

图2-5　不适宜入院率与不适宜住院日百分比散点图

　　分析不适宜入院和住院日产生的原因是减少不适宜服务水平、提高医疗机构服务效率的重要途径，是采取有效措施进行干预的重要环节。在入选文献中，有21篇文献对不适宜入院和/或住院日产生的原因进行了探讨。其中，有9篇使用的是对不适宜原因进行定性描述的方法[26,57,60−62,64,67,70,81]，即在评价时，当评价者认为某评价对象为不适宜入院/住院日时，将其认为造成不适宜结果的主要原因和所使用的材料用文字进行记录；9 篇文献使用的是 AEP 的原因列表[42,50,53,56,59,63,65,71,76]；3 篇文献使用的是延迟工具[43,58,78]。从调查结果来看，造成不适宜入院的主要原因是相关诊疗可在门诊进行或过早入院；造成不适宜住院日的原因则主要有等待检查、缺乏转诊机构、外地患者出院等待成本较高等。值得注意的是，在两项美国的不适宜住院日研究中，有 88% 和 75% 的不适宜住院日被认为是医生的责任，其他不适宜住院日则可归因为卫生系统和患者自身的原因[41,42]。

2.1.6　不适宜住院日产生的卫生费用

虽然适宜性评价起源于对卫生费用控制的需要，但仅有少量实证研究对不适宜住院日产生的卫生费用进行了估算。在西班牙的一项适宜性评价研究中显示，14 个样本科室由于不适宜住院日产生的卫生费为 147 044 欧元（约合人民币 1 034 790 元），据此推测，该研究的样本医院 2005 年所产生的不适宜入院/住院费用 2 125 638 欧元（约合人民币 14 962 791 元）[66]。伊朗的一项研究表明，不适宜住院日对住院总费用和住院日长都有显著影响，但并未对其影响程度进行估计[69]。

2.2　我国入院/住院日适宜性评价研究评述

2.2.1　文献搜索与筛选

通过对 CNKI、万方数据库、维普数据库进行关键词搜索，加上在国外发表但是在我国（港、澳、台地区除外）进行评价的研究，发现共有 23 篇相关文献。其中，2 篇硕士论文的主要内容由于已经作为期刊论文发表，未纳入本综述的范围；排除其中 5 篇综述、1 篇新闻报道、2 篇会议论文以及 1 篇研究文献（无法提取摘要）后，共 12 篇文献入选本研究的国内适宜性评价实证研究综述范围，本综述提取了这些文献的第一作者、发表年份、评价工具、评价对象、样本量以及不适宜入院和住院日水平，具体情况如表2-2所示。

表2-2 我国不适宜入院/住院日实证研究的主要结果

第一作者	发表年份	评价工具/原因列表	评价对象/（科室/病种）	样 本 量		不适宜住院日/%	不适宜入院/%
				D^{**}	n^{***}		
Liu Xingzhu[91]	1999	对适宜入院情况的一系列正向描述（包括服务、数量和用药）	急性阑尾炎	—	1 161	16	NR*
			小儿肺炎	—	1 142	10	NR
王霞[87]	2001	3个描述性指标	一家中心医院	2 071	218	16.61	NR
王珩[92]	2002	德尔菲法和头脑风暴法	胆囊炎、乳腺癌、子宫肌瘤手术	—	90	NR	NR
刘霞[93]	2008	AEP（The Delay Tool）	半月板损伤、胫骨平台骨折、子宫肌瘤、心肌梗死	2 208	200	8.47	NR
冯华[94]	2009	AEP（AEP原因列表）	股骨头缺血性坏死	4 331	351	15.63	NR
郭建新[88]	2012	AEP（The Delay Tool）	一家三级医院	3 204	200	6.3	NR
邱元作[95]	2013	AEP（专家咨询）	酒精性肝硬化	9 694	418	16.60	NR
陶婧婧[90]	2013	AEP	妇科、神经科	7 214	855	24.22	14.62
周辛园[96]	2013	AEP	慢性阻塞性肺炎	165	—	NR	34.5
刘奎[97]	2014	AEP（The Delay Tool）	高血压、急性心肌梗死、慢性阻塞性肺炎、颅脑损伤	2 496	200	10.34	NR
张文婷[98]	2015	AEP	肝硬化并伴有消化道静脉曲张出血	6 297	472	14.96	NR
Yan Zhang[89]	2015	AEP	10家乡镇医院	—	2 044	NR	26.5

* NR：未评价；** D：住院日；*** n：病案数量。

2.2.2　我国实证研究主要结果

在这 12 篇文献中,有 9 篇使用了 AEP 作为适宜性评价工具。可以发现,早期我国的适宜性评价倾向于依赖专家的主观判断,而在此后的研究中,更多学者选择了指标明确的评价方式,如王霞等在认为"无药品治疗、无手术、无特殊诊疗"的住院日可称为无效住院日[87]。从研究结果来看,样本科室和病种的不适宜入院率为 14.6%～34.5%,不适宜住院日的比例为 6.3%～24.2%。王霞等,郭建新等,Zhang Yan 等分别对一家中心医院、一家三级医院以及 10 所县级医院得出的整体上的不适宜入院和住院日,分别为 16.6%、6.3%(住院日)和 26.5%(入院)[87-89];多数研究的评价对象为指定病种住院患者的入院和/或住院日适宜性,一篇文献以科室(妇科和神经科)为单位进行了评价[90]。

2.2.3　国内适宜性评价实证研究评述

我国入院和住院日适宜性评价研究的基本情况是起步较晚,数量较少,且在研究方法上缺乏科学性。在研究方法上,这些研究主要存在以下问题:① 多数研究将评价工具直接翻译为中文,未根据本地医疗实践进行本地化改良,也未在相应的调研环境进行信效度调研,评价结果可能存在偏差;② 原版 AEP 一般仅适用于成人急性住院服务,而部分研究没有对儿童和成人进行区分评价,造成评价结果存在偏差的可能性较大;③ 多数研究未采用系统的抽样方法,然而由于住院日与日期的高度相关性,该方法也会造成较大的评价误差,如随机抽取的病案在工作日和节假日的分布情况、在每个季度的分布状况等,都会对不适宜评价结果造成影响[99];④ 仅对不适宜入院和住院日的存在进行了描述,而未对不适宜住院日对医疗机构效率和质量的影响进行分析,并未达到适宜性评价的目的。

2.3　适宜性理论研究

现学界对适宜入院和住院日尚没有统一的定义,本研究将通过对相关概念的归纳、对比和分析,对不适宜入院和住院日进行定义,并对其内涵进行解释。此外,由于尚无入院或住院日适宜性的理论模型,需要借助相关理论进行分析。根据不适宜入院和住院日的特点,本研究对委托代理理论、信任品理论、引致需求理论的相关模型进行了综合与概括,并进一步将其运用于入院和住院日适宜性研究的可行性进行了探讨。

2.3.1　适宜性的内涵和分类

对适宜入院和住院日的概念及其内涵进行界定,对于适宜性评价工具的开发和主观评价标准的使用都具有重要意义。本书将综合分析与适宜性相关的概念和命题,结合我国的实际情况,对入院和住院日适宜性的内涵进行界定。

在国内外相关研究中有许多与适宜性相关的概念,如有效性、必要性、适当性及最优等,本综述根据这些概念对患者状况、成本效率和质量等内容的覆盖情况,及与卫生系统改革目标的一致性情况,将这些概念与适宜性概念进行了对比(见表2-3)。其中,有效性是与适宜性概念较为接近的一个,也是为较多学者认可的一种叫法。如王霞等(2001)认为,没有任何诊治项目的住院日就是无效住院日[87];陶婧婧等(2013)则对无效入院和住院日分别进行了界定,认为无效入院是在较低级别医疗机构即可满足其需求的入院,而无效住院日则指的是质量和效率较低的住院日[90]。从字面上来看,无效性这一概念比较容易产生误解,因为无论是从医疗角度还是社会经济角度来说,入院和住院日对患者都是有效的,这一效果可能是正向的,也可能是负向的。如某一住院日虽然没有产生任何服务项目,但是患者仍在等待某项服务项目的发生或者结束,且付费方也仍需负担当天所发生的成本(包括机会成本和发生的实际费用,以及可能发生的质量安全事故造成的成本),因而并不能认为它没有产生任何效果。另一个与适宜性较为接近的概念是必要性。必要性往往包含着"最低要求""必须进行"的意思在内,其界定往往是从必要的反面来进行的,即对不必要性进行排除。如孙强等(2000)认为不必要性应该由专家认为的对健康的作用来决定[100],而王玖等(2002)则认为不必要性就是没有益处[101]。适度医疗常作为过度医疗的对立面出现在文献中,如杨同卫(2002)认为过度医疗是超出了患者和社会的实际需求的医疗[102],张忠鲁(2003)针对过度医疗,提出从需求角度出发,认为适度医疗是符合诊疗需求的医疗[103]。最优医疗则完全从患者的角度出发,指的是在不考虑资源限制的情况下,对患者益处最大的医疗,关注的是医疗安全和质量[104]。少量文献对适宜医疗进行了定义,如 John N. Lavis 和 Geoffrey M. Anderson(1996)认为适宜医疗包括服务内容的适宜性和服务提供环境的适宜性两个方面,即医疗服务的有效和成本效果两个维度[2];Naylor C.D(1998)认为适宜性必须包含可承受性(affordability)、可及性(accessibility)和质量(quality)3 个内容,但具体什么是适宜医疗,他认为这需要将所有因素考虑在内[3];Panis 等(2004)则认为适宜医疗需要既有疗效又有效率[59]。这些概念既有相似之处又互相区别,在某些文献中也出现了交叉使用的情况。

表 2-3　适宜性及其相关概念对比

	有效	必要	适度	最优	适宜
患者状况	√	√	√	√	√
服务效率	√			√	√
服务成本			√		√
服务质量	√			√	√

回顾在导论中对卫生系统综合上述相关概念的界定,结合 Naylor C.D 对适宜医疗 3 个维度的界定(可及、效率、质量),以及医院工作的 3 个目标(高效、安全、经济)[3,105],本研究认为,适宜医疗指的是在一定环境下,为满足患者的健康需求,医疗服务方所能够提供的相对高效的服务方式。与此相对应的,不适宜入院/住院日指的是在特定的临床和社会经济情况下,患者的健康需求可以在较低级别的医疗机构或以较低成本提供的入院/住院日。

研究人员通过对适宜/不适宜医疗的分类,可以进一步明确研究目标并选用恰当的方法进行分析。根据服务类型、时长、场所或密度高于或低于适宜医疗水平不同,不适宜医疗可以分为过度(over-utilization)和不足(under-utilization)两种类型。这两部分既可区分又紧密联系,如图 2-6 所示,除了由于可及性低导致的利用不足以外,因低效和医疗质量造成的过度利用由于挤占资源,也会进一步恶化利用不足的情况。然而,利用不足的部分由于没有实际发生而难以测量,且由于 UR 本身就是为了提高已经发生或将要发生的卫生服务的成本效率和质量,因此,多数研究关注的是第一种不适宜入院/住院日的情况,即过度利用的情况。根据适宜性评价对象的不同,又有药品、手术和服务的适宜性之分。比较典型的如筛查老年人用药适宜性的 STOPP 筛查工具(screening tool of older person's potentially inappropriate prescriptions)、核磁共振(magnetic

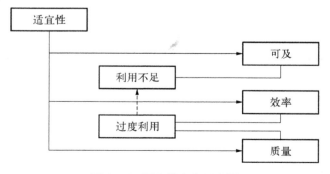

图 2-6　适宜性内含示意图

resonance imaging，MRI)/X 光检查适宜性评价工具、经皮冠状动脉介入治疗(percutaneous coronary intervention，PCI)适宜性评价工具等，就是针对不同评价对象所开发的不同评价工具[36,106-110]。根据评价就诊环节的不同，又可以分为门诊适宜性和住院适宜性，而住院适宜性又可以分为入院和住院日适宜性。正如导言中所谈到的，由于住院服务占用了绝大部分的卫生资源，考虑我国自由就医的基本情况，入院和住院日适宜性评价将是本研究讨论的核心。

2.3.2　委托代理理论

委托代理理论(principal agency theory)是理解信任品理论和引致需求理论的基础，在此仅做简要的介绍。委托代理理论产生于 20 世纪 60 年代末、70 年代初，起初其研究的主要内容是各参与人风险分摊的问题，后来逐渐发展为对各方参与人的在不同目标下的分工、行为和利益分配等问题进行研究的一个理论体系。

1) 委托代理关系与信息不对称

从广义上来说，当市场上参与人中一方在最大化自身效用时对另一方的效用产生了影响，他们之间的关系就可以称为委托代理关系[111]。委托代理关系最常见的形式是一方授权另一方采取某种行动的权力。信息不对称指的是委托人和代理人对于某项商品或服务的数量、质量或成本所持有的信息不对等的情况。一般而言，拥有信息优势的一方为代理方，而处于信息劣势的为委托方。医疗机构与患者之间的关系是典型的委托代理关系，其中患者处于信息劣势，并委托医方对其健康进行维护，而医方拥有对患者所需服务和药品等的私人信息，受患者委托对其进行诊疗。

2) 契约

委托代理关系通常是通过契约来形成的。契约的形式多种多样，从其表现形式来分类，可以分为口头契约和书面契约，而从契约成立的时机来分，又可分为事先订立的契约以及事后订立的契约。从住院服务的情况来看,医患间的契约应该属于事先签订的书面契约类型。这主要是由订立契约的交易成本来决定的,由于医疗机构每天都需要为大量患者提供服务,因此签订书面契约更为高效,且由于患者状况以及服务类型的不同,医疗服务的结果往往具有较高的不确定性,因此,不能对服务结果或质量进行严格规定。

3) 医疗服务领域中的道德风险和可验证性问题

根据 Laffont(2009)在其著作中的归纳,委托代理研究致力于解决由于信息不对称引起的 3 个问题,一是委托人和代理人利益相冲突时产生的逆向选择问题;二是在代理人可能利用自己的信息优势,而对委托人的效用带来损害从而扭曲市场资源配置情况下的道德风险问题,这也是大多数公共卫生研究所研究的主要问题;三是在代理人行为的可验证性较差时(验证成本高)产生的可验证性问题[112]。后两个问题是卫生服务提供中的主要问题。王塑峰(2007)将医疗市场中的道德风险分为了 3 类,一是供方的道德风险,即医方利用自身信息优势使患者所接收的医疗服务多于其所需的数量或强度,如过度检查、过度手术、加大药剂量以及过长住院日等;二是需方的道德风险,即由于第三付费方(一般而言是保险)的存在,患者实际所选的医疗服务的数量或质量超过其实际需求量的现象;第三类则是供方和需方合谋的道德风险,指的是前面两种情况的复合,即医方和患者合谋导致的第三支付方效用的损害[113]。而可验证性带来的直接问题就是对医疗服务进行监管成本较高[114]。研究者往往认为在医疗服务领域,患者仅能通过所接受的服务量来验证商品"量"的方面,但由于医疗服务结果的风险性和不确定性,往往无法对其接受服务"质"的方面进行准确评价,这也是医疗服务一般是按照服务项目来收费而不是治疗结果的原因。

2.3.3　信任品理论

1) 信任品的内涵

根据对质量信息搜寻的难度来区分,市场上的商品和服务可以分为

3 种，即搜寻品（search goods）、经验品（experience goods）和信任品（credence goods）。其中搜寻品指的是需方可以在购买前通过信息搜寻获得其质量信息的商品/服务；而经验品则是那些在使用后才知道其实际价值的商品或服务[115]。当供方比需方更为了解需方所需的商品、服务的质量和数量时，该商品可称为信任品[116]。信任品的数量和质量信息无论在购买前还是购买后都难以获得，比较典型的信任品有医疗服务、维修服务、法律服务等。其特点是这些商品或服务一般都是由在交易中具有信息优势的专家来提供，专家在整个交易过程中既是需方的顾问又是商品或服务的供方。

入院和住院日是典型的信任品，即患者并不能准确判断自己是否需要住院服务，是否需要的是三级甲等医院的住院服务，以及需要多少个住院日的医疗服务。

2）信任品市场

信任品的存在给市场带来三方面的问题：一是供方降低商品质量；二是供方进行价格欺骗；三是均衡数量偏离适宜数量[117]。学者从这三方面分别对信任品市场进行了分析。

从医院的医疗服务角度来说，这三方面问题并不是全部存在。首先，患者发现自己的健康受到了一定的损伤，那么其就医的契约目标则是就医后的状态至少好于就医前，在这样的情况下，低质问题存在的可能性很小。此外，根据《全国医疗服务价格项目规范（2012 年版）》以及《医院医疗服务项目成本核算办法（2014 年版）》，我国医院提供医疗服务项目一般实施的政府指导价[118]，患者没有讨价还价的能力，只能选择接受或拒绝某项服务，因此也不存在同一诊疗服务/项目对不同患者存在价格歧视的现象。虽然也存在不同医保的报销比例不同的情况，但对于医院来说，价格并没有差别，且对于相同卫生费用支付方式的患者，也不存在价格歧视。但从第三方面问题来说，医生可以通过提供更多或更少的服务项目来使最终发生的服务量偏离适宜数量，造成市场效率损失。

3) 信任品相关模型

信任品相关模型一般须对以下三个方面进行假设：供给方的技术类型(如提供不同产品的成本)、市场竞争情况、买方信息结构和风险类型[119]。根据以上三个假设类型的不同,相关模型的效用形式和均衡类型也不同。

从供给方的技术类型来说,有服务水平和服务成本两类假设。在一般模型中,专家可以提供两种水平的服务,即高水平和低水平的两种[120-123]。相应的,某物品(如健康)有好和坏两种状态,这两种状态的概率分布往往是共同信息。专家可以选择高水平或低水平的服务方式影响市场均衡,如建议健康的"患者"入院或者建议应手术治疗的患者仅进行药物治疗等。在提供服务的成本方面,专家可以提供任意数量的服务或产品,边际成本为恒定值或者递增,如在 Emons(2001)的模型中,医生可以在高成本和低成本两种策略中进行选择[122];而在 Alger 和 Salanie(2006)的模型中,还将保留成本(适宜服务)和提供不适宜服务的成本加以区分,而提供不适宜服务的成本和保留成本的差值则为专家利用信息优势最大化效用时产生的"特征成本"[124]。

从市场竞争情况来看,在信任品理论模型中,一般均会假设供方之间存在一定程度的竞争,根据研究市场的不同,模型中的竞争方式也有所不同,如在 Wolinsky(1995)的模型中,消费者在一定的搜寻和等待成本下,通过提供不同的价格,由专家来选择接受或不接受以达到市场均衡[120];在 Alger 和 Salanie(2006)的价格竞争模型中,供方在诊断和治疗市场上均存在竞争,且市场上总是存在提供低价服务的专家[124];Gabszewicz 和 Resende(2011)则提出了两个生产差别化信任品的厂商的竞争模型[125]。在信任品市场中,另一个阻碍竞争的重要因素就是诊断所产生的规模经济。通常需方发现某种耐用品(如健康)受到了一定的损伤,而对具体损伤的大小和需要的维修强度缺乏信息,因此,专家通常需要在维修或治疗前进行诊断,且对诊断进行一定的收费,诊断费用既可能是内生的也可能是外生的。在入院/住院日适宜性研究中,还需要考虑某些检查具有的时效性,如需方拒绝某些诊疗建议时,重新做检查的成本,排队成本、挂号成本、需要继续忍受的疼痛等,这些都是影响搜寻决策的重要因素。

最后,几乎所有的模型都在某种程度上认为信任品的质量是可验证的,也就是需方可以通过一定的方式或付出一定的成本,改变市场上的信息结构,了解服务的供给及其成本情况。多数模型中,需方被认为是风险中性的,且其效用仅取决于其现金收入与支出情况[121,122]。

由于以上三个基本假设的类型不同,研究人员所得到的均衡类型也有所区别。有学者认为,在没有效率损失的情况下,贝叶斯均衡①有可能存在于提供"不实"服务成本过高,从而医生将诚实提供服务的适宜数量和质量的情况下[124]。Wolinsky(1993)则认为在诊断成本足够小的情况下,患者总是会拒绝其就诊的第一名医生进行较为昂贵的治疗方案的建议并前往第二名医生处就诊,从而患者就医的第一名医生将总是推荐较为一般的治疗方案,从而产生第一名医生仅提供一般医疗服务的专业化均衡[126]。

4) 信任品理论评述

信任品理论的一个重要特点是其适用的市场专用性较强。一般而言,用于分析某市场的理论模型与另一信用品市场的情况差别较大,如有机食品和出租车服务。因此,虽然信任品理论为分析医疗服务市场上供需方的行为提供了有用的依据,但将这些模型用于分析入院和住院日的适宜性情况时,仍然存在一定的不足。

首先,专家和患者都是理性的效用最大化的参与人,大多数模型没有充分考虑供方和需方效用不只存在冲突,也存在一致的情况,即在卫生服务市场中,医生有时不仅是自身效用的最大化者,而且通常也是患者效用的代理人。其次,在信任品理论中,购买方可以通过观察服务的最终结果

---

① 贝叶斯均衡指的是不完全信息博弈中,参与人在给定自己的类型,以及其他参与人的类型与战略选择之间关系的条件下,使得自己的期望效用最大化。

(是否康复)来验证是否获得了所需的服务,然而不适宜入院和住院日的结果往往是无法观察和求证的。再次,几乎所有的模型均假设需求方是同质的或者其需求情况满足同样的概率分布。在医疗服务市场上,由于医疗保险的存在,供需方的效用情况也会发生变化,因此,供方或需方同质的假设不适用于研究入院/住院日的适宜性。多数研究认为,提供低效的或不适宜服务所需的成本为 0,这也与医疗机构仍需为患者提供护理和床位服务等仍需成本的现实不符[126-128]。最后,信任品理论仅关注了在某些专家市场上由于供需双方效用的对立所产生的过度服务或价格歧视等现象,然而,接受医疗服务的结果往往还受到许多其他因素的影响,如满足患者要求或者特殊环境(如当地缺乏其他诊疗机构)等,这部分的效率损失与专家行为无关,在研究时应予以区别对待。

2.3.4　引致需求理论

1) 引致需求

与信任品理论紧密相关的是引致需求理论。如果说信任品理论从质、量和价格角度对医疗服务市场可能产生的福利损失进行了探讨,那么引致需求理论关注的则是这些福利损失中由于过度利用而产生的部分。1974 年,Evans 首先明确提出供方引致需求的概念[129]。此后,多数学者认为,引致需求可以定义为当需方和供方拥有相同信息时,不会购买的(那部分)商品[130,131]。可见,在卫生服务市场上,引致需求的产生是由于供需方信息不对称,而医生对患者的处方、所接受的医疗服务的类型、强度、用时等都有着决定性的作用[132]。

2) 引致需求的相关模型

根据代理人目标函数的不同,引致需求有目标收入模型、效用最大化模型以及利润最大化等几种基本形式。

目标收入模型的基本假设是,医生对自己的收入具有一个期望目标,期望目标的形成有多种途径,可能是医生通过其他行业收入的情况推断形成,也可能是医生通过个人生活成本情况形成等。当其实际收入偏离这一目标时,医生将利用自身的信息优势,使患者接受更多的服务,从而产生诱导需求。目标收入的基本思想简单来说如图 2-7 所示。假设医生的收入为 $\pi(p, q) = qp$(以下均认为 q 为数量,p 为价格)。在开始时,市场均衡在 A 点,其均衡数量和价格分别为(p_1, q_1),由于某种原因,比如说,新开张了一家医院,导致供给曲线由 S 移动到 S',从而产生了新的均衡点 $B(p_2, q_2)$,容易得到 $\pi(p_1, q_1) = q_1 p_1 > q_2 p_2 = \pi(p_2, q_2)$。 为了达到目标收入,医生通过激励患者消费更多的医疗服务,于是需求曲线由 D 移动至 D',达到新的均衡 $C(p_3, q_3)$,直到 $\pi(p_1, q_1) = \pi(p_3, q_3)$。 而需求曲线移动的过程,就是引致需求产生的过程。比较有代表性的目标收入模型有 Roehring(1976)和 Sweeney(1982)的目标收入—价格模型[133,134],还有 Rizzo 和 Blumenthal(1996)的医生人口比模型[135],以及 Rizzo 和 Zeckhauser(2003)的相对收入模型等[136],也都在一定程度上反映了相对收入或目标收入对医生行为产生的影响。有学者指出,目标收入模型不能很好地解释在需求增加时产生的引致需求,也不能很好地说明目标收入发生的过程以及变化[137-139]。

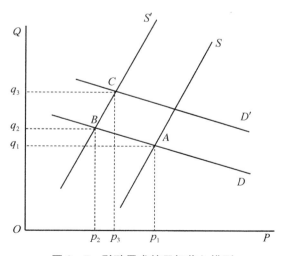

图 2-7　引致需求的目标收入模型

效用最大化模型认为市场上每个参与人在一定的约束条件下,都通过一定的行为,达到自身效用最大化,而引致需求就是在医生效用最大化的行为中产生的。在部分模型中,引致需求对效用的影响是直接的,如医生的效用为 $U_d = U(Y, C, D)$,其中 Y 为收入,C 为成本,D 为引致需求,U 为其效用函数,且 $U_y > 0$, $U_c < 0$, $U_d \leqslant 0$,引致需求由于增加收入而产生,又受到成本和提供引致服务的"愧疚"而受到限制。在这一类模型中,引致需求的存在是内生的,医生提供两种不同的服务满足一般需求和引致需求。相似的还有 Gruber 和 Owings(1994)引致需求模型,在该模型中,医生的效用函数为 $U = U(Y, I)$, $(U_Y > 0, U_I < 0; U_{YY},$ $U_{II} < 0)$,其中 Y 为收入,I 为引致需求[140];类似地,Rossiter 和 Wilensky (1984)的效用最大化模型将引致需求与收入相结合,在该模型中,引致需求可以表达为 $D = cPq^d$,其中 c 为患者的自付比例,P 为医疗服务总价,q^d 为引致的患者的门诊次数[132,137,141,142]。在部分效用最大化模型中,引致需求是以间接形式出现在目标函数中的,如在 Jaegher 和 Jegers(2000)的模型中,医生的效用可以表示为 $U_d = U(Y, U_p)$,其中 Y 为医生收入,U_p 为患者的效用。而 Anderson 等(1981)的效用最大化模型中,医生的效用取决于其用于休闲的时间 l 和消费的其他产品 c,故 $U_d = U_d(l, c)$[141]。也有学者认为,供方的行为随激励环境的变化而产生变化,其目标函数的类型也会不同。如 McGuire 和 Pauly(1991)通过对不同收入效应下医生的行为进行分析,发现当没有收入效应时,医生的行为模式为利润最大化的,当收入效应显著时,医生行为模式则更倾向于目标收入模型[137]。

3) 引致需求理论评述

早期关于引致需求理论的研究,集中在供给量和均衡量的正相关性上,为入院和住院日适宜性研究提供了大量的经验数据。如在 1961 年,Roemer 首次发现了病床数的增加和床位利用率有显著相关关系[143],正因为如此,也有学者将卫生领域供给与需求的正相关现象称为"Roemer效应"[144]。此后的相关研究也延续了这样的研究模式,将供给和需求的正相关性作为诱导需求的主要测量和计算方式。如 Daniel M. Harris 发现在控制了其他因素的影响后,医生/人口比与当地入院率有正相关关系[145]。Victor R. Fuchs(1978)发现外科医生/人口比每增长 10%,手术率增长 3%。剖宫产率与其支付方式高度相关[146,147]。Gruber 和 Owings 发现,虽然在一段时间内出生率有所下降,但剖宫产的比例则显著上升,尤其是拥有商业医疗保险的产妇[146]。还有研究发现,普通家庭的孩子接受扁桃体切除手术的概率较医生家庭的孩子要高 80%[121,148]。一项瑞士的相关研究显示,医生及其家庭接受的重要手术干预较一般家庭平均低 33%[121]。

　　引致需求理论在一定程度上体现了医生和患者利益中一致的部分(如引致需求给医生带来的负效用),对不适宜入院和住院日的探讨具有一定的启示意义。但是,从运用范围来说,引致需求理论多运用于门诊人次以及手术量等,而较少涉及住院服务。并且,引致需求理论和信任品理论模型类似,都没有考虑不适宜入院/住院日产生因素的多样性,仅关注了供需双方在市场上的互动,忽略了卫生服务市场的复杂性和医疗服务的特异性,且正由于医疗服务需求受多种因素影响,通过引致需求模型得到的结果往往遭到学者的质疑。比如说,在固定价格假设下,医生密度的上升,意味着就诊成本的下降(如搜寻和等待成本),一些弹性较大的医疗服务需求将会大幅上升,此时这些服务是否属于引致需求,仍然有待商榷。另外,在引致需求模型中,患者处于完全被动接受诊疗的地位,而忽略了患者的主观能动性。也有学者认为,这些研究本身在数据和研究方法上就存在很大的问题,比如某些研究的价格变量未经过处理,而某些研究在对比多个地区的卫生服务利用情况时,没有控制当地的健康状况等[144,149]。

2.4　本章小结

　　本章对国内外入院和住院日适宜性的相关实证和理论研究进行了回

顾。在实证研究方面,通过文献搜索和筛选,共有 42 篇外文文献和 12 篇中文文献被纳入本书的实证研究综述范围,并对这些研究的结果和结论进行了对比和分析。在相关理论研究方面,本书对适宜性的界定、委托代理理论、信任品理论、引致需求理论的相关文献进行了研究,并对这些文献对本书的启示进行了分析。

第 3 章　适宜性评价工具的信度和效度

一个可靠的评价工具是入院和住院日适宜性评价的核心内容之一，而信度（reliability）检验和效度（validity）检验则是考察工具的可靠性的两个主要方式[150]。本章将通过回顾卫生服务适宜性的相关评价工具，综合考虑国内外实践情况，选择适合本回顾研究的入院和住院日适宜性评价工具，并考察其在我国卫生服务实践中的可行性，对其进行适用性改进（本地化）；运用修改后的评价指标对样本入院和住院日进行回顾性评价，对其信度和效度进行检验，并初步得到样本医院两个病种入院和住院日的不适宜水平。

3.1　适宜性评价工具

3.1.1　适宜性评价工具的选择

实践基础、信效度和专家意见是本研究选择适宜性评价工具的主要依据。在 12 篇我国的适宜性评价实证文献中，有 9 篇选择了 AEP 作为评价工具（见表 2-2），因此，可以认为在几种评价工具中，AEP 在我国有相对较好的实践基础。此外，AEP 的信效度曾在多个国家进行过检验，且在与其他工具的信效度进行比较的过程中，取得了较好的结果[85,151]。最终，通过与两名临床医师的讨论，本研究拟选用 AEP 作为本研究适宜性评价工具的原型[152]。

原 AEP 由美国学者 Gertman 和 Restuccia 所开发,原 AEP 的客观评价指标分为入院和住院日适宜性评价指标两个主要单元。其中,入院部分包括患者状况和服务强度两个维度;住院日则包括医疗服务、护理/生命支持服务和患者病情 3 个维度的内容。此外,AEP 还包括一个主观评价指标部分,即"凌驾选项"(override option)。该选项用于将主观评价指标"凌驾"于客观指标之上,即当某入院/住院日满足一个或多个指标,但仍然应视为不适宜时,评价者可依据对适宜性内涵的理解及自身的专业知识和经验将其评价为不适宜入院/住院日;反之,当某评价客体不满足任何一个指标时,也可以使用该选项将其判定为适宜入院/住院日。

3.1.2 AEP 的应用实践情况

AEP 在各国的应用主要有两种方式,第一种是邀请专家结合本地的医疗实践对其进行优化,然后考察其信效度;第二种则是直接应用 AEP 条目进行回顾,但在评价前首先对其进行信效度考察。由于各国卫生体制、临床实践以及对适宜入院/住院日的界定不同,多数国家研究者选择了第二种方式,即对原 AEP 进行了小幅度的修改(条目的删减、增加或者修改),如荷兰、西班牙、意大利、德国、以色列、土耳其等,并进行信度和效度检验[47,55,153-155]。

在我国现有的文献中,对评价工具的信度和效度的关注较少。研究者一般直接将原 AEP 翻译为中文,然后由一名研究人员对出院病案进行评价。运用这种方法得到的评价结果可能缺乏科学性和准确性。首先,除了一篇对县级医院的不适宜入院率进行评价的研究外[89],其他研究都没有对其使用的评价工具进行信度和效度检验,这意味着在该情境下,使用该评价工具得到的结果可能是不可靠的;其次,许多研究的样本欠科学,有的研究在较低级别的医疗机构进行,与原 AEP 开发时的情境不符;或者没有排除未成年患者,导致某些服务内容和患者状况的条目不再适用[87,89,93-95]。因此,将所选工具进行本地化修正,并对其进行信效度考察从而建立可靠评价体系是对入院和住院日适宜性进行评价的第一步。

3.2　适宜性评价条目的本地化

3.2.1　评价指标的本地化

由于原 AEP 是由美国学者所开发,且在我国有限的相关研究中尚没有统一的翻译版本,为方便使用,第一步是对这些指标进行跨文化翻译(cross-cultural translation)[156]。本研究邀请了两位专业人员对原评价指标进行翻译。首先,由一名中国籍医学博士研究生(就读于荷兰 Erasmus University Medical Center)将原 AEP 条目和原因列表由英文翻译为中文;然后,由一名医生(就职于上海某三级甲等医院)进行反向翻译(backward translation),即将原 AEP 的中文翻译再反译为英文;最后,两位翻译人员对比正向和反向翻译结果,对翻译不一致的地方进行讨论,直到达成一致意见为止。

本地化的第二步则是根据临床医师的意见对指标进行评价和修改。根据本研究所选的研究科室和病种,邀请在相关领域临床经验在 10 年以上的 7 名心外科专家,7 名心内科专家以及 6 名骨科专家组成了入院和住院日适宜性评价小组,小组专家组成情况如表 3-1 所示。在对指标进行评价前,专家小组集中了解了本研究的目的和性质,并对适宜性的概念和内涵进行了了解和讨论。此后,根据原 AEP 开发者对评价工具设计的三个基本原则(见表 3-2),各个成员都将分别完成对原 AEP 指标的评价。在第一轮专家咨询中,这 20 名专家分别独立对原 AEP 评价条目进行评价。专家根据个人的临床知识和经验,以及对适宜入院和住院日的理解,决定每一评价条目的"保留""删除"或"修改"。考虑到专家人数较多,且内科和外科医生数量相当,达到完全一致的难度较大,因此,如果有75%(15 人)或以上的专家认为某一指标应该删除或者修改,那么该条目将被单独提出,进入下一轮咨询。在第二轮咨询中,主要是对第一轮超过四分之三专家认为应该删除或修改的条目进行讨论,直到对其更改达到一致意见。在每一轮咨询中,均设置了开放性问题(如是否需要增加评价指标以及对评价指标的其他意见等)以全面搜集专家意见。为保证评价条目的全面性,在专家咨询过程中,问卷中没有纳入"凌驾选项"。

表 3-1　入院和住院日适宜性评价专家小组组成情况

		人　数	占　比/%
科室			
	骨科	6	30
	心外	7	35
	心内	7	35
性别			
	男	20	100
学历			
	本科	2	10
	硕士	11	55
	博士	7	35
职称			
	中级	11	55
	高级	9	45

表 3-2　原 AEP 开发和设计原则

原　则	基　本　要　求
经济原则	适宜性指标应易于理解与实施,并独立于诊断,在可运用于更多患者的同时,减少评价成本
积极原则	对适宜入院/住院日的特征(而不是对不适宜入院/住院日)进行积极的描述和说明
有限原则	一般而言各个评价单元(入院/住院日)所含指标数不宜超过 30 个

在专家达成一致意见后,由两名研究人员分别运用通过专家咨询初步形成的 C-AEP 的评价指标对 10 份随机抽取的病案进行评价,并将评

价中遇到的问题反馈给专家小组,专家小组则根据这些问题继续对评价指标进行优化,直到研究人员可独立对所有随机病案顺利进行评价为止。

3.2.2　C-AEP 指标

在第一轮专家咨询中,共有 5 个条目被超过四分之三的专家认为应该删除,没有专家提出更改和增加指标的意见。这五个条目分别是:"至少每 8 小时需要静脉注射一次抗生素";"静脉给药或补液(不包括鼻饲)";"当天进行脏器活检";"肌肉和/或皮下注射,每天至少 2 次";"在评价日 2 周内有在记录在案的新发急性心肌梗死或卒中(脑卒中)"(见表 3-3)。专家认为不予保留的主要原因有"病情不严重""可以在门诊完成"以及"单独适用性较差(可与其他条目一同使用)"。在第二轮专家咨询中,通过对第一轮专家意见的反馈,20 名专家一致意见认为该 5 个条目不符合我国医学实践,可以不纳入 C-AEP。

表 3-3　删除条目及专家咨询结果

删　　除　　条　　目	同意保留率/%
至少每 8 小时需要静脉注射一次抗生素	25
静脉给药或补液(不包括鼻饲)	10
当天进行脏器活检	15
肌肉和/或皮下注射,每天至少 2 次	25
在评价日 2 周内有在记录在案的新发急性心肌梗死或卒中	10

研究人员对随机抽取的 10 份病案进行评价后,对其中 6 个条目的可操作性和便利性提出了修改建议,与专家小组沟通后,研究小组对这 6 个条目进行了相应的修改。修改不涉及原指标实质内容和使用方式的变更,如原条目中涉及体温的标识单位均为华氏度(℉),而在 C-AEP 中,则使用更为通用的摄氏度(℃)来表示体温。变更条目如表 3-4 所示,最终 C-AEP 条目如表 3-5 所示。

表 3-4　C-AEP 条目变更情况

原　　指　　标	C-AEP 指标
患者直肠温度超过 101℉或 100℉（口腔）的状态超过 5 天	A6. 持续性发热（患者直肠温度超过 38℃或口腔温度超过 37.5℃）超过 5 天
期间内需要严格控制饮食的检查	C7. 需严格控制饮食及进餐间隔以进行某些检验
需要医生每天至少 3 次的密切医学监控	C9. 需要医生每天至少 3 次的密切医学监控（须记载在病案上）
出入量监测	D4.（有医嘱记录的）出入量监测
护士进行密切的医疗监测，每天至少 3 次	D6. 护士遵医嘱进行密切的医疗监测，每天至少 3 次（血压、心率、氧饱和度等）
非发热原因入院，患者直肠温度超过 101℉或 100℉（口腔）	E4. 非发热原因入院，患者直肠温度超过 38.3℃或口腔温度超过 37.5℃

表 3-5　C-AEP 条目

入　　院　　标　　准

A. 患者状况

A1. 突发性意识或定向力丧失（昏迷或对外界刺激失去反应能力）

A2. 心率：

A2a. ＜50 次/分钟

A2b. ＞140 次/分钟

A3. 血压：

A3a. 收缩压＜90 mmHg 或＞200 mmHg

A3b. 舒张压＜60 mmHg 或＞120 mmHg

A4. 突发性听觉/视觉丧失

A5. 丧失活动任一肢体或其他部位的能力

A6. 持续性发热（患者直肠温度超过 38℃或口腔温度超过 37.5℃）超过 5 天

A7. 活动性出血

A8. 严重的电解质/血气异常：

A8a. Na＜123 mmol/L 或 Na＞156 mmol/L

续 表

入 院 标 准
A8b. K<2.5 mmol/L 或 K>6.0 mmol/L
A8c. CO_2 结合力<20 mmol/L 或 CO_2>36 mmol/L(慢性病因素除外)
A8d. 动脉血 pH 值<7.30 或>7.45
A9. 心电图显示存在急性缺血,且必须为疑似新发心梗
A10. 伤口崩裂或脏器切除

B. 服务强度

B1. 手术或当天安排进行以下任何一项操作要求:

B1a. 局麻/全麻

B1b. 其他只有住院才可进行的仪器设备检查或操作

B2. 至少每 2 小时检测一次生命体征(可包括心电遥测及床边心电监护)

B3. 所使用的化疗药物需持续观察其致死的毒理反应

B4. 间断(至少每 8 小时一次)或持续使用呼吸机

(凌驾选项)

住 院 日 标 准

C. 医疗服务

C1. 当天在手术室做手术

C2. 预定次日在手术室做手术,当天需要详细的术前准备、会诊或评估

C3. 当天进行心导管介入

C4. 当天进行血管造影

C5. 当天进行胸穿或穿刺

C6. 当天进行侵入性中枢神经系统诊断性操作(例如腰穿、脑池穿刺、脑室穿刺、气脑造影术等)

C7. 需严格控制饮食及进餐间隔以进行某些检验

C8. 新型或实验型治疗,需在医学监控下频繁调整用药剂量

C9. 需要医生每天至少 3 次的密切医学监控(须记载在病案上)

C10. 在实施 1 或 3~6 条后的术后日

住　院　日　标　准

D. 护理/生命支持服务

D1. 间歇性或持续性使用呼吸机，并且/或者吸入治疗（包括胸部物理疗法、间断性正压呼吸），每天至少 3 次

D2. 肠外治疗：间歇性或连续性的静脉补液（包括电解质、蛋白质、药物或其他）

D3. 持续性生命体征检测，至少每 30 分钟一次，至少持续 4 小时；后改为每小时记录 1 次，直至生命体征平稳

D4.（有医嘱记录的）出入量监测

D5. 大型外科手术伤口和引流护理（如胸腔引流管，T 管，真空引流，Penrose 引流管等）

D6. 护士遵医嘱进行密切的医疗监测，每天至少 3 次（血压、心率、氧饱和度）

E. 患者状况

在观测日前 24 小时内

E1. 无法大小便，且不是由神经系统问题引起

在观测日前 48 小时内

E2. 由于失血进行输血

E3. 心室纤维性颤动或心电图显示有急性心肌缺血

E4. 非发热原因入院，患者直肠温度超过 38.3℃ 或口腔温度超过 37.5℃

E5. 昏迷，至少 1 小时无反应性

E6. 非酒精戒断引起的急性意识模糊，精神紊乱

E7. 急性造血系统异常，有明显的中性粒细胞减少、贫血，血小板减少，白细胞增多，红细胞增多，血小板增多症及其相应的体征和症状

E8. 急性进行性加重神经系统异常

（凌驾选项）

3.3　信效度评价方法

3.3.1　误差、信度和效度

在了解信度和效度的含义前，首先需要对测量的误差进行理解。正

如物理学中所说的那样,除了某些在极简单情况下的测量(如物品的个数),几乎所有的测量都存在误差。测量值和真实值之间的偏差,就称为误差,根据其产生的原因,误差被分为随机误差和系统误差两种。随机误差,也称偶然误差,指的是那些随机因素产生的误差,如天气变化对测量带来的影响;系统误差则指的是那些可控的误差,如由于测量工具本身存在的问题使得测量值产生的偏差。为控制这两种误差对测量带来的影响,需对测量工具的信度和效度进行考察。

信度度量的是随机误差对测量带来的偏差的大小,评价的是该工具的稳定性。一般而言,一个信度较好的测量工具在不同的测量环境下对同一客体进行评价,将得到相近的测量结果,即测量结果的一致性较高[157]。常见的信度有重测信度、折半信度、评分者间信度等。本书主要对 C-AEP 的评分者间信度和重测信度进行了评价。效度体现的则是系统误差对测量带来的偏差的大小,它指的是一个测量工具准确测量其指定的测量内容的能力[157,158]。本研究主要对 C-AEP 的表面效度、内容效度和聚合效度进行评价。

3.3.2　信效度调查样本

本研究的信效度检验样本来自上海两家三级甲等医院,两家医院实际开放床位数分别在 1 800 张以上和 2 300 张以上,以下分别称为 A 医院和 B 医院。由科室总住院医师推荐,在医院信息统计科和质量管理科的协助下,本研究抽取了在 2013 年(A 医院)和 2014 年(B 医院)出院的、主诊断为急性心肌梗死(acute myocardial fraction,AMI)的住院病案首页以及在住院期间有全髋关节置换(total hip replacement,THR)手术的病案首页,分别作为心脏科和骨科的代表病种和代表手术。由于入院和住院日对时间依赖的特殊性,本研究随机选取了 2013 年(A 医院)和 2014 年(B 医院)每周各两天,凡是所抽取的日期在住院的患者的该住院日的适宜性均需要被评价,且仅是该住院日被评价,而不是该患者的整个病

程。按照原 AEP 的要求,对① 患者入院时年龄小于 16 岁;② 住院时间
不超过 24 小时;③ 孕产妇或患有精神病;④ 病案首页信息不完整;⑤ 住
院时间超过 30 天的病案予以剔除。入院样本的抽样方法和住院日类似,
根据医院信息科提供的病案信息,对所抽取的日期入院的所有病案的入
院情况进行评价。入院和住院日的日期随机抽取过程分别独立进行。通
过以上抽样过程,共有 350 个入院和 3 226 个住院日纳入信效度研究的样
本范围。

3.3.3　一致性评价方法

一致性指的是值与值之间相互接近的程度[159]。从以上对信度和效
度的阐述中可以看出,测量结果一致性的高低是信效度评价的重要标准。
对于不同的变量,计算一致性的方法也有所不同。由于本研究的评价结
果为二元无序变量(适宜＝1,不适宜＝0),故采用总体一致性(overall
agreement),个别一致性(specific agreement)以及 κ 系数(Cohen's
Kappa)对一致性进行评价。

总体一致性一般由评价者间的一致评价数占总评价数的比例来度
量,也就是表 3 - 6 中的 $\dfrac{a+d}{a+b+c+d} \times 100\%$;个别一致性由至少有一
个评价者认为该评价对象是不适宜时的一致意见占的比例来度量,即
表 3 - 6 中的 $\dfrac{d}{b+c+d} \times 100\%$。某些评价者之间的判断有可能是偶然
的机会造成的,而 κ 系数则是对排除了"巧合"影响的实际总体一致性情
况的度量[160,161],系数的计算公式为 $\kappa = \dfrac{p_0 - p_e}{1 - p_e}$,其中 p_0 为观察到的一致
性,p_e 为由于"巧合"产生的一致性。κ 系数的值介于－1 和 1 之间,根据
Landis 和 Koch 的标准,一般认为,若 $\kappa \geqslant 0.61$ 则表示一致性较高,
$0.60 \geqslant \kappa \geqslant 0.41$ 则表示一致性一般,若 $\kappa \leqslant 0.40$ 则认为一致性较差[160]。

表 3-6　一致性计算示意表

		评价者1	
		1	0
评价者2	1	a	b
	0	c	d

3.4　C-AEP 的信效度评价结果

3.4.1　评分者间信度

评分者间信度(inter-rater reliability)指的是不同评价者使用同一评价工具所得到结果的一致性情况[162]。在本研究中,由两名有原 AEP 使用经验的研究人员在经过一天的集中培训后,对样本病案的适宜性进行评价[90],而他们所做出的评价结果的一致性则用于评价 C-AEP 的评分者间信度,其评价的一致性计算结果如表 3-7 所示。

表 3-7　评分者间一致性评价结果

	急性心肌梗死		全髋关节置换		总　　计	
	入院 ($n=243$)	住院日 ($n=1\ 973$)	入院 ($n=107$)	住院日 ($n=1\ 253$)	入院 ($n=350$)	住院日 ($n=3\ 226$)
总体一致性/%	93.0	89.0	94.4	92.5	93.4	90.3
个别一致性/%	57.5	58.7	76.0	78.4	64.6	67.6
κ (SE)**	0.690 (0.070)*	0.672 (0.020)*	0.828 (0.068)*	0.825 (0.017)*	0.746 (0.050)*	0.743 (0.014)*
$\kappa\ CI\ 95\%$	0.551~ 0.815	0.579~ 0.711	0.669~ 0.946	0.760~ 0.858	0.644~ 0.834	0.698~ 0.767

* $p<0.001$；** SE,标准误差。

从总体上来说,两评价者的入院评价一致性略高于住院日评价的一致性,两位 C-AEP 评价人员评价结果的总体一致性为 93.4%(入院)以及 90.3%(住院日);个别一致性则分别为 64.6% 和 67.6%。入院和住院

的 κ 系数为 0.746（95％置信区间［CI］0.644～0.834）和 0.743（95％ CI 0.698～0.767）。分病种情况来看，两名评价人员对全髋关节置换的适宜性评价一致性总体上略高于急性心肌梗死。对急性心肌梗死和全髋关节置换的入院适宜性评价的总体一致性分别为 93.0％和 94.4％，个别一致性分别为 57.5％和 76.0％，两病种 κ 系数分别为 0.690（95％ CI 0.551～0.815）和 0.828（95％ CI 0.669～0.946）。从两个病种的住院日评价上来看，急性心肌梗死和全髋关节置换的总体一致性分别为 89.0％和 92.5％，个别一致性分别为 58.7％和 78.4％，两病种住院日评价一致性的 κ 系数分别为 0.672（95％ CI 0.579～0.711）以及 0.825（95％ CI 0.760～0.858）。

3.4.2　重测信度

重测信度（intra-rater reliability）指的是同一个评价者在不同的环境下对同样的样本做出的评价的一致性。对 C - AEP 的重测信度，由一名调查员在首次评价后 4 个月对样本中随机抽取的 60 个入院和 542 个住院日进行评价后，通过对比两次评价结果的一致性来进行度量，结果如表 3 - 8 所示。入院评价的总体一致性为 90.0％，住院日为 96.5％；入院评价和住院日评价的个别一致性分别为 64.7％以及 73.2％。入院和住院日适宜性评价的 κ 系数分别为 0.804（95％ CI 0.620～0.988）以及 0.826（95％ CI 0.750～0.902）。

表 3 - 8　评分者重测结果的一致性情况

	急性心肌梗死		全髋关节置换		总　计	
	入院 （$n=36$）	住院日 （$n=347$）	入院 （$n=24$）	住院日 （$n=195$）	入院 （$n=60$）	住院日 （$n=542$）
总体一致性/％	97.2	99.4	87.5	91.3	90.0	96.5
个别一致性/％	85.7	92.0	62.5	63.0	64.7	73.2

续　表

	急性心肌梗死		全髋关节置换		总　计	
	入院 ($n=36$)	住院日 ($n=347$)	入院 ($n=24$)	住院日 ($n=195$)	入院 ($n=60$)	住院日 ($n=542$)
κ (SE)**	0.906 (0.092)*	0.955 (0.032)*	0.690 (0.159)*	0.720 (0.064)*	0.804 (0.094)*	0.826 (0.039)*
κ CI 95%	0.726～ 1.000	0.892～ 1.000	0.378～ 1.000	0.595～ 0.845	0.620～ 0.988	0.750～ 0.902

* $p < 0.001$；** SE，标准误差。

3.4.3　表面效度

正如它的名称一样，表面效度（face validity）指的是某测评工具"看起来"能够达到其目的的能力[163]。在本研究中，C-AEP 的表面效度通过对两名翻译人员的半结构式访谈进行考察。在翻译完成后，两位专业人员对 C-AEP 的目的性、可操作性和严谨性都做出了肯定的评价，可以认为该评价工具的表面效度较好。

3.4.4　内容效度

内容效度（content validity）关注的是该评价工具最大限度涵盖了评价这一客体所需要的所有内容的能力，也即评价工具的全面性[158]。在本研究中，C-AEP 的内容效度通过"凌驾"选项的使用情况和专家小组判断进行检验。根据相关文献的标准，凌驾选项的使用不应超过 5%，即不能用 C-AEP 条目解释的内容不超过总评价数的 5%，才能认为 C-AEP 具有较好的内容效度[164,165]。此外，内容效度还可以在本地化评价工具阶段专家的意见中得到体现。

在入院适宜性评价中，凌驾选项被两名 C-AEP 评价者在入院评价中分别使用了 6 次（1.7%）和 4 次（1.1%），在住院日评价中则被分别使用了 53 次（1.6%）以及 34 次（1.0%）。两名评价人员均表示，使用凌驾选项主要是由于该入院/住院日缺乏记录在案的临床资料,从而给适宜性评价带来困难。在这种情况下,评价者往往需要辅助参考额外的临床记录(如临近日期的检查单、手术单、医嘱单等)来进行判断。另外,在问卷调查过程以及小组讨论过程中,没有专家提出需要在原条目的基础上新增指标,可以认为 C-AEP 对适宜入院和住院日的涵盖性较好。此外,专家小组对指标的代表性和重要性评价也较好。根据以上结果,可以认为 C-AEP 的内容效度较好。

3.4.5　聚合效度

聚合效度(convergent validity)指的是对同一对象进行测量/评价时,该测评工具得到的结果与其他方法得到的结果保持一致的能力[166]。在缺乏通用评价标准的情况下,本研究将临床医师对样本的评价结果作为"金标准",将其与 C-AEP 评价者的评价结果进行比较,以 C-AEP 评价结果与专家评价结果的一致性作为衡量其聚合效度的依据。在本研究中,两名医生一同对样本入院和住院日进行适宜性评价,并以他们的一致意见与 C-AEP 评价结果进行比较。两名 C-AEP 评价者则被要求对在信度阶段中两人评价不一致的入院和住院日进行讨论,直到达成一致意见,然后将他们的一致意见与两名专家的评价结果进行比较。这样的研究设计主要是出于两个原因。第一个原因是比较有限组别间的评价能减少多次一致性计算造成的误差[167,168],而另一个原因则是根据美国 UR 的相关实施准则,应该由两名评价人员共同商讨并做出最终判断[169]。因此,对两组人员分别讨论一致的评价结果进行一致性比较,而不是将每个人的评价结果进行分别比较这一方法,既较好地保留了原假设的解释能力,也更真实地模仿了适宜性评价的过程。

医生和 C-AEP 评价者对样本适宜性评价结果的一致性情况如表 3-9 所示。专家与 C-AEP 评价者对样本入院评价的总体一致性为90.9%,对住院日评价的总体一致性为 87.0%,个别一致性则分别为

57.9％和 64.4％，入院和住院日评价总体一致性的 κ 系数分别为 0.678（95％ *CI* 0.567～0.778）和 0.691（95％ *CI* 0.644～0.717）。

表 3 - 9 专家评价和 C - AEP 评价结果一致性

	急性心肌梗死		全髋关节置换		总 计	
	入院 ($n=243$)	住院日 ($n=1\,973$)	入院 ($n=107$)	住院日 ($n=1\,253$)	入院 ($n=350$)	住院日 ($n=3\,226$)
总体一致性/％	89.7	84.4	93.5	91.0	90.9	87.0
个别一致性/％	51.0	56.7	72.0	76.0	57.9	64.4
κ (SE)	0.614 (0.070)*	0.617 (0.020)*	0.797 (0.073)*	0.796 (0.018)*	0.678 (0.053)*	0.691 (0.014)*
κ CI 95％	0.463～0.750	0.531～0.652	0.632～0.923	0.732～0.832	0.567～0.778	0.644～0.717

* $p < 0.001$；** SE，标准误差。

3.5 C - AEP 的灵敏度、特异性和预测值

灵敏度、特异性和预测值也是评价一个评价工具的重要指标[170,171]。灵敏度指的是当某评价对象为阳性时，某评价工具准确认定其为阳性的概率。特异性则指的是当某评价对象为阴性时，评价工具准确认定其为阴性的概率。而预测值在本研究中指的是阳性预测值（positive predictive value）和阴性预测值（negative predictive power）。其中，阳性预测值指的是当评价工具认为某评价对象为阳性时，该评价对象的真值为阳性的概率；阴性预测值则反之，即当评价工具认为某评价对象为阴性时，其真值也为阴性的概率。对灵敏度、特异性和预测值的衡量没有通用的标准，但对于了解工具的准确性具有重要意义。

从总体上来说，C - AEP 具有很高的灵敏度、较好的特异性以及预测能力。从对入院评价的结果来看，C - AEP 的灵敏度和特异性分别为 93.2％和 78.6％；从住院日的评价结果来看，分别为 92.7％和 74.6％。对

入院的阳性预测值和阴性预测值分别为 95.8％和 68.8％，对住院日的阳性和阴性预测值分别为 88.8％和 82.5％。

3.6 不适宜入院和住院日水平

根据两名 C－AEP 评价者在效度检验中所达成的一致意见，在 350 个样本入院中，有 18.3％(64 个)为不适宜入院；3 226 个样本住院日的不适宜水平则为 28.5％(921 个住院日)。分病种来看，全髋关节置换的不适宜水平稍高于急性心肌梗死。两个病种的不适宜入院水平分别为 16.5％(急性心肌梗死)和 22.4％(全髋关节置换)；不适宜住院日水平分别为 25.6％(急性心肌梗死)和 33.1％(全髋关节置换)。(见表 3－10)

表 3－10 急性心肌梗死和全髋关节置换的不适宜入院和不适宜住院日水平

	急性心肌梗死		全髋关节置换		总 计
	n	％	n	％	％
入 院	40	16.5	24	22.4	18.3
住院日	506	25.6	415	33.1	28.5

3.7 本章小结

在对原版 AEP 进行本地化的过程中，仅有 5 项指标被剔除，且为提高指标的明确性和使用上的便利性，本研究对 6 项指标的文字内容或计量单位进行了修改。AEP 是一个独立于诊断的、客观与主观评价相结合的、循证的适宜性评价工具。多年来其他各国的实践证明，在使用这一工具时，无须对原指标进行大幅度修改来保障其适用性。由于各国卫生体制、临床实践以及对适宜入院和住院日的界定等的不同，往往需要对原条目进行少量的增减或修改。在本研究中，某些条目的删除还可以归因为我国高质量卫生资源的稀缺性。在我国,许多三级甲等医院都存在着患者长期等待入院的现象和床位稀缺的情况[172],在对适宜性进行评价时,可能需要对服务强度的要求更加严格。

一致性研究表明,对于评估样本医院入院和住院日的适宜性,C-AEP是一个可靠的工具。虽然AEP在方法上曾受到一些学者的质疑,因为在某些条件下,其信效度情况可能表现一般,但若真要分析原因,是否运用了科学的方法和严谨的程序往往也是影响信效度考察结果的重要因素[85,151]。本研究通过跨文化双向翻译、对评价人员的集中培训、预调研以及一致性评价等方法,考察并肯定了C-AEP在样本医院评价入院和住院日适宜性的可靠性。值得注意的是,与其他AEP信效度研究不同的是,本研究要求两个组别(专家组和C-AEP评价组)分别讨论达到一致意见后再进行一致性比较,而不是对所有评价者间的一致性进行计算,这样既简便了计算过程,也较好地减少了多次设立原假设造成的误差,同时也更符合适宜性评价的程序要求。从一致性评价结果来看,不同组别评价结果的总体一致性较高,入院和住院日评价的 κ 系数均高于所采纳的Landis和Koch的一致性标准,尤其是全髋关节置换的评分者间一致性,其 κ 值达到采纳标准的"完全一致"的水平。其中,个别一致性相对总体一致性来说略低,这可能是由于所选病种急性心肌梗死的急性特征导致较低的阴性判断率,从而影响了一致性的计算。对C-AEP的灵敏度、特异性和预测值的计算也表示,该工具用于样本医院不适宜入院和住院日评价的准确性较高。

正像绪论中说到的那样,在信效度调研中得到的初步结果显示,我国入院率较其他国家更高、平均住院日也更长,因此,不难推断,样本医院的不适宜入院和住院日水平也会较高。在对入院和住院日的适宜性进行相关因素调研前,本书初步认为,这可能是由于我国补偿模式不平衡,卫生服务体系不连续以及文化差异等原因造成的[173]。从补偿模式来看,自我国实施医药卫生体制改革以来,医疗保险覆盖的广度和深度都不断增加,但与此同时,费用控制措施却没有跟进,在按服务付费为主要医疗付费方式的情况下,控制机制的缺乏可能导致对卫生资源的过度利用[5]。此外,我国门诊和住院在医疗保险中的报销比例不同,通常,同样的诊疗项目在住院的报销比例会高于门诊,有些项目甚至在门诊部门无法报销,需要完全自费[174]。我国卫生服务体系缺乏连贯性也是导致服务低效的重要原因。由于患者偏好优质卫生服务资源,在自由就医的情况下,入院将集中在某些三级医院。同时,由于转诊机制不健全,患者的术后康复只能在医院内进行。另外,文化因素可能也是导致住院日较长的原因。从 OECD 国家的住院日情况来看,亚洲国家(日本和韩国)的住院日较其他国家更长[175]。

虽然原卫生部对病案首页的填写格式和内容进行了具体规定[176],但对于病程、医嘱、会诊记录等并没有明确要求。由于各医院采购的医疗管理信息系统不同,病案填写的习惯也不同,因此,根据医院、科室、填写医师的不同,病案质量也会有所区别。如在本信效度研究中,医院 A 的病案质量明显优于医院 B,病程记录更为详细,医嘱更为清晰明确,因此,评价每份病案所需的时间也更短,所需使用"凌驾"选项的次数也较少。在评价时,选择病案质量较好的医院、熟悉样本医院的病案填写方式、培训评价人员等都是提高评价质量的方法。

第4章 入院适宜性研究

对患者来说,入院通常说明其病情较严重,需要强度较高的医疗服务。因此,入院是诊疗过程中最重要的决定之一,也是住院费用高低的决定因素。降低不适宜入院水平,就能减少不适宜住院日、不适宜检查以及不适宜手术等,从而在源头上控制不适宜服务的发生,是提高住院服务适宜性的关键环节。

本章的主要目的是运用某三级医院两科室的实证数据了解其不适宜入院水平、不适宜入院的危险因素、不适宜入院原因、医疗结果质量与入院适宜性的相关性,并讨论住院费用不同自付比例情况下的医患行为对入院适宜性的影响。

4.1 样本与方法

4.1.1 评价样本和工具

不适宜入院研究选择在信效度研究中病案质量较好的 A 医院的心脏科以及骨科进行。该医院开放床位超过 1 800 张,医院共设 42 个临床科室,年门急诊量超过 300 万人次,年出院人次超过 8 万,是典型的大型综合性三级甲等教学型医院。对医院的选择主要是基于适宜性评价对病案质量的高要求,而对科室的选择主要是基于对病案质量以及对疾病类型和手术的考量。心脏科属于急性内科疾病较多的科室,而骨科则属于

择期外科手术较多的科室,能较为全面、合理地反映住院患者的基本
情况。

　　对出院病案的抽样分为三步进行。首先,在医院信息系统中抽取
2013 年 3 月至 2014 年 2 月心脏科和骨科所有出院患者的病案首页。
所抽取的 6 986 份首页中,心脏科共有 3 071 份(43.96％),骨科有 3 915
份(56.04％)。其次,根据原 AEP 对病案的基本要求,对以下 4 种病案
予以排除:① 患者入院时年龄小于 16 岁;② 住院时间不超过 24 小时;
③ 孕产妇或患有精神病;④ 病案首页信息不完整。最后,是对病案首
页进行抽样。由于入院适宜性对日期和时间依赖性,本研究采取系统
抽样法,对研究期间每周随机抽取一天,当某日期有多个入院时,所有
符合条件的入院都须进行评价,当一个患者多次入院时,每个入院都须
进行评价。评价由两名评价人员一同进行。两科室的病案抽样独立
进行。

　　本研究对入院适宜性评价使用的是 C‐AEP 的入院评价部分,评价
指标详见书中第 3 章。在评价入院适宜性时,评价者可以使用病案中所
有与入院有关的资料和文件进行判断,这些内容包括患者病案首页、住院
第一天的病程录、检查单、医嘱单、护理记录、会诊记录、告知书以及抢救
记录。当某入院符合任意一个 C‐AEP 的入院条目时,则该入院被判定
为适宜入院,评价者应记录该入院所符合的所有 C‐AEP 条目;当某入院
不符合任何入院指标时,则该入院被判定为不适宜入院,而其不适宜入院
原因则由评价人员进行记录。凌驾选项需要两个评价人员达成一致意见
可以使用。C‐AEP 入院评价流程如图 4‐1 所示,其中虚线表示使用了
凌驾选项。

4.1.2　统计方法

　　由入院相关资料提取的变量有患者基本信息、诊疗信息、费用信息和
入院适宜性信息。其中患者基本信息包括病案号、性别、患者年龄、婚姻

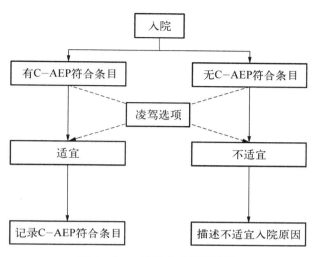

图 4-1　入院适宜性评价流程

状况、户籍所在地以及就业状况。诊疗信息包括入院时间(日期和时间)、入院途径、入院次数、主诊断、合并症、离院情况。费用信息包括住院费用支付方式(以下简称支付方式)、住院总费用、自付金额、自费金额、医保报销金额。入院适宜性信息包括适宜性评价结果、适宜入院原因(符合的 C-AEP 条目)、不适宜入院原因。

　　由于出院病案仅记录了合并症类型,在以往的研究中,往往将这些合并症分别设置分类变量进行分析。为增加研究的可比性和便利性,本研究拟采用查尔森合并症指数(Charlson comorbidity index，CCI)对患者的合并症情况进行量化和描述,采用 Deyo 等(1992)对 ICD-9-CM 编码对疾病进行分类[177]。CCI 是根据合并症对生存情况的影响对其进行赋值的一种方法,每个合并症的得分 1～6 不等(见表 4-1),分数越高表示患者病情越严重,存活率越低[178]。根据上海市基本医疗保险报销的基本规定[179],将患者分为高自付比例、中自付比例、低自付比例三组。在本研究中,节假日以国务院办公厅颁布的版本为准,包括:周六(除调休外)、周日(除调休外)、元旦节、春节、清明节、劳动节、端午节、中秋节、国庆节。

表 4 - 1　查尔森合并症指数赋值

合　并　症	分值	ICD - 9 - CM 编码
心肌梗死	1	410.x，412.x
心力衰竭	1	428.x
周围血管疾病	1	441.x，443.9，785.4，V43.4，38.48(P)
痴呆	1	290.x
慢性肺部疾病	1	490.x～505.x，506.4
风湿病	1	710.0，710.1，710.4，714.0～714.2，714.81，725.x
脑血管疾病	1	430.x～438.x
消化性溃疡类疾病	1	531.x～534.x
轻度肝脏疾病	1	571.2，571.4～571.6.x
糖尿病无慢性并发症		250.0～250.3，250.7
糖尿病伴慢性并发症	1	250.4～250.6
中重度肝脏疾病	3	456.0～456.21，572.2～572.8
偏瘫	2	342.x，344.1
中重度肾脏疾病	3	456.0～456.21，572.2～572.8
恶性肿瘤(包括白血病和淋巴瘤)	2	140.x～172.x，174.x～195.x，200.x～208.xx
转移性固体肿瘤	6	196.x～199.1
获得性免疫缺陷综合征	6	042.x～044.x

　　来源：Deyo, R. A.，Cherkin, D. C.，Ciol, M. A. Adapting a clinical comorbidity index for use with ICD - 9 - CM administrative databases[J]. Journal of clinical epidemiology, 1992, 45(6)：613 - 619.

　　本研究使用 Microsoft Excel(Version 2010)和 Epidata(Version 3.1)进行数据录入，使用 SPSS(Statistical Package for the Social Sciences, Version 20)以及 Minitab(Minitab Statistical Software, Version 17)进行数据的统计分析。用柯尔莫哥洛夫 - 斯米诺夫检验（Kolmogorov-Smirnov 检验，或 K - S 检验）和直方图对连续变量的正态性进行检验，对非正态分布连续型变量根据其偏态情况使用 Box-cox 转换或 Johnson 正态转换；对连续型变量（非正态）采用中位数（median）与四分位差

(interquartile range)的形式进行描述;非连续型变量使用频率和百分比进行描述;两组间均值差异的显著性采用曼-惠特尼 U 检验(Mann-Whitney U 检验)(用于非正态分布/中位数)进行验证;对多组间分布差异采用克鲁斯卡沃利斯测试(Kruskal-Wallis 测试)进行检验;使用卡方检验(Pearson χ^2 检验)考察组间占比差异的显著性。危险因素分析采用 Logistic 回归进行,单因素分析显著(此处为 $p < 0.20$)的变量进入多因素分析,采用霍斯默莱梅肖检验(Hosmer-Lemeshow 检验)方法对模型的拟合优度进行检验。本研究采用的置信区间为 95% ($p < 0.05$)。 根据相关文献纳入危险因素分析的变量情况,结合本研究数据可得性,本研究纳入回归模型的变量如表 4 - 5 所示。

4.2　入院适宜性评价结果

4.2.1　样本特征描述

通过病案筛选,共有 806 份病案符合要求,其中心脏科 343 份,骨科 463 份,占调查期间总出院病案数的 11.2% 和 12.1%。从患者一般特征来看,心脏科男性多于女性(分别为 71.6% 和 28.4%),而骨科的女性则稍多于男性(分别为 53.6% 和 46.4%),两科室性别的卡方检验结果显示差异显著($\chi^2 = 50.880$, $p < 0.050$);通过 K - S 检验,发现患者年龄不符合正态分布,故仅对年龄的中位数和四分位差进行描述,心脏科为 65(72),骨科为 57(26),心脏科患者 Mann-Whitney U 检验结果 $p < 0.050$;两科室住院患者的婚姻状况也存在显著差异($\chi^2 = 35.045$, $p < 0.050$),已婚人数所占百分比分别为 97.6% 和 86.0%,但骨科未婚人数有 60 人,占 13.1%,心脏科仅为 1.5%;两科室的本地患者均多于外地患者,骨科的外地患者略多于心脏科,其占比分别为 32.2% 和 25.7%,差异性检验结果显著($\chi^2 = 4.006$, $p = 0.045 < 0.050$);从就业情况来看,心脏科的离退休人数占比为 72.5%,而骨科退休人数约占一半,在业人数占比比心脏科高

10.9%,就业状况的差异显著性检验结果为 $\chi^2 = 38.046$,$p < 0.001$;从住院费用支付方式上来看,两科室的城镇职工基本医疗保险人数均占到了一半以上,但骨科的城镇居民基本医疗保险和自费及其他支付人数占比均高于心脏科($\chi^2 = 6.951$,$p = 0.031 < 0.050$);按自付比例高低来看,心脏科的低自付患者比骨科多 14.9%,差异性检验结果显著($\chi^2 = 23.383$,$p < 0.001$)。 从患者的诊疗特征来看,两科室患者节假日入院的比例均在四分之一左右,差异不显著($\chi^2 = 0.117$,$p = 0.732 > 0.050$);心脏科患者早上和夜间入院的比例比骨科分别高 7.5% 和 2.0%,而骨科下午入院的比例比心脏科高 9.4%($\chi^2 = 7.268$,$p = 0.026 < 0.050$);除门急诊外,仅有 10 名患者是由其他医疗机构转入,两科室入院途径差异检验结果不显著($\chi^2 = 4.829$,$p = 0.089 > 0.050$);患者首次入院和再入院的占比差异不显著($\chi^2 = 1.055$,$p = 0.304 > 0.050$);对患者的合并症计算查尔森合并症指数,并按分值分类后进行对比,发现心脏科的 CCI 总体上高于骨科,($\chi^2 = 56.532$,$p < 0.001$);从出院情况来看,两科室治愈和好转的比例分别为 79.3% 和 92.0%,这可能是由于心脑血管疾病和慢性病的疾病特征导致心脏科患者往往难以在短期内痊愈($\chi^2 = 244.890$,$p < 0.001$)。 通过统计学检验,发现仅有入院日期(是否节假日)、入院途径和入院次数在两科室间的差异不显著。可见,由于科室性质的不同,心脏科和骨科患者从社会人口经济特征以及诊疗特征样本特征上大多数都存在显著差异。样本特征描述结果如表 4-2 所示。

表4-2　样本特征描述

		心　脏　科		骨　　科		p
		n/中位数 (四分位差)	%	n/中位数 (四分位差)	%	
性别		(缺失=1)		(缺失=10)		
	男	245	71.6	210	46.4	<0.001
	女	97	28.4	243	53.6	

续　表

	心　脏　科		骨　科		
	n/中位数 （四分位差）	%	n/中位数 （四分位差）	%	p
年龄	65(72)		57(26)		<0.001
婚姻状况	（缺失＝5）		（缺失＝5）		
已婚	330	97.6	394	86.0	
未婚	5	1.5	60	13.1	<0.001
离婚/丧偶	3	0.9	4	0.9	
户籍所在地	（缺失＝8）		（缺失＝7）		
本地	249	74.3	309	67.8	0.045
外地	86	25.7	147	32.2	
就业状况	（缺失＝81）		（缺失＝46）		
在业	65	24.8	149	35.7	
离退休	190	72.5	213	51.1	<0.001
无业或失业	7	2.7	55	13.2	
支付方式	（缺失＝2）				
城镇职工医保	195	57.2	238	51.4	
城镇居民医保	12	3.5	33	7.1	0.031
自费/其他	134	39.3	192	41.5	
自付比例					
低	138	40.2	117	25.3	
中	59	17.2	125	27.0	<0.001
高	146	42.6	221	47.7	
入院日期	（缺失＝1）				
工作日	257	75.1	343	74.1	0.732
节假日	85	24.9	120	25.9	
入院时间	（缺失＝2）				
早上(08:00—12:00)	155	45.5	176	38.0	
下午(12:00—18:00)	124	36.4	212	45.8	0.026
夜间(18:00—次日 08:00)	62	18.2	75	16.2	

续　表

	心　脏　科		骨　科		p
	n/中位数（四分位差）	%	n/中位数（四分位差）	%	
入院途径	（缺失＝15）		（缺失＝2）		
门诊	159	48.5	247	53.6	
急诊	162	49.4	211	45.8	0.089
其他医疗机构	7	2.1	3	0.6	
入院次数	（缺失＝5）		（缺失＝3）		
首次入院	245	72.5	318	69.1	0.304
再入院	93	27.5	142	30.9	
心脏科/骨科诊断	（缺失＝11）				
冠心病/骨折	185	55.7	194	41.9	
心肌梗死/肿瘤	61	18.4	52	11.2	
高血压/发炎与感染	25	7.5	27	5.9	—
心律失常/损伤	19	5.7	26	5.6	
其他	42	12.7	164	35.4	
CCI 分值	（缺失＝1）				
CCI 为 0	90	26.2	228	49.2	
CCI 为 1	144	42.0	167	36.1	<0.001
CCI 为 2	65	19.0	48	10.4	
CCI≥3	44	12.8	20	4.3	
出院情况					
治愈	61	17.8	339	73.2	
好转	211	61.5	87	18.8	<0.001
未愈	50	14.6	21	4.5	
死亡/其他	21	6.1	16	3.5	

4.2.2　不适宜入院水平

当某入院符合至少一个 C-AEP 入院条目时,评价者将该入院符合的所有条目记录下来,而当某入院不符合任何一个指标时,评价者则记录该入院属于不适宜入院的原因。经统计,本研究样本中,心脏科的不适宜入院水平为 35.0%($n=120$),骨科为 38.7%($n=179$)。 由于入院病种的复杂性,科室调研的结果均高于信效度调研所得到的单病种不适宜入院比例。下面分别对适宜入院和不适宜入院的分布情况进行分析。

1) 适宜入院情况

根据入院所符合的 C-AEP 入院条目进行统计(一个适宜入院可同时满足多个条目),结果如表 4-3 所示。心脏科适宜入院的主要原因有 B1($n=164$,42.4%)、B2($n=79$,20.4%)以及 B4($n=47$,12.1%),骨科为 A5($n=257$,54.3%)、B1($n=94$,19.9%)和 A1($n=31$,6.6%)。由于科室病种特征,两科室入院评价中均未使用的 C-AEP 条目为 A4 和 A8。凌驾选项的使用次数分别为 16 次和 14 次,分别占入院总评价数(总入院数量而非指标数量)的 4.7%和 3.0%。

表 4-3　适宜入院情况

C-AEP 指标	心 脏 科		骨 科	
	n	%	n	%
A1. 突发性意识或定向力丧失(昏迷或对外界刺激失去反应能力)	9	2.3	31	9.9
A2. 心率:(A2a. <50 次/分钟;A2b. >140 次/分钟)	2	0.5	—	—
A3. 血压:A3a. 收缩压<90 mmHg 或>200 mmHg	2	0.5	13	4.1
A3b. 舒张压<60 mmHg 或>120 mmHg				
A4. 突发性听觉/视觉丧失	—	—	—	—
A5. 丧失活动任一肢体或其他部位的能力	—	—	257	81.8

C - AEP 指标	心 脏 科		骨 科	
	n	%	n	%
A6. 持续性发热(患者直肠温度超过 38.3℃ 或口腔温度超过 37.8℃)超过 5 天	3	0.8	11	3.5
A7. 活动性出血	—	—	17	5.4
A8. 严重的电解质/血气异常:A8a. Na<123 mEq/L 或 Na>156 mEq/L;A8b. K<2.5 mEq/L 或 K>6.0 mEq/L;A8c. CO_2 结合力<20 mEq/L 或 CO_2>36 mEq/L(慢性病因素除外);A8d. 动脉血 pH 值<7.30 或>7.45	—	—	—	—
A9. 心电图显示存在急性缺血,且必须为疑似新发心梗	42	10.9	—	—
A10. 伤口崩裂或脏器切除	39	10.1	12	3.8
B1. 手术或当天安排进行以下任何一项操作要求:B1a. 局麻/全麻;B1b. 其他只有住院才可进行的仪器设备检查或操作	164	42.4	94	29.9
B2. 至少每 2 小时检测一次生命体征(可包括心电遥测及床边心电监护)	79	20.4	13	4.1
B3. 所使用的化疗药物需持续观察其致死的毒理反应	—	—	13	4.1
B4. 间断(至少每 8 小时一次)或持续使用呼吸机	47	12.1	12	3.8
(凌驾选项)	16	4.7	14	3.0

2) 不适宜入院情况

不适宜入院水平在不同个人社会人口经济特征和诊疗特征间的分布和检验结果如表 4-4 所示。两科室男性不适宜入院率均略高于女性,但统计学检验显示差异均不显著($p = 0.571 > 0.050$,$p = 0.103 > 0.050$);心脏科已婚患者的不适宜入院率高于未婚组,而骨科未婚患者的不适宜入院率较已婚组高 21.2%;两科室患者户籍所在地为外地时,患者的不适宜入院率都更高,其中心脏科高 19.9%,而骨科高 33.4%;心脏科不同就业状况的患者不适宜入院率没有显著差异,而骨科离退休患者的不适宜入院率较在业患者低 24.9%,较无业患者(包括在校学生)低 32.8%;从支付方式来看,城镇居民基本医疗保险患者较少,但两科室全自费患者的不适宜入院率均较高;从自付比例情况来看,可以发现不适宜入院率随自付比例的增加而增加,组间差异显著;节假日入院和工作日入院的患者不适宜入院率在两科室都没有显著差异;心脏科上午入院的患者不适宜入院率最高,为 44.5%,而骨科下午入院的患者不适宜入院率最高,为 51.4%;两科室门诊入院的患者不适宜入院率都显著高于急诊,其中心脏科高出 38.1%,而骨科高出 34.8%;再次入院患者的不适宜入院率显著高于首次入院的患者,其中心脏科高出 20.1%,而骨科为 13.0%;主诊断不同,患者的不适宜入院率也不同,从总体上来看,心脏科不适宜入院率较高的主诊断为其他诊断(即非常见病种)以及冠心病,不适宜入院率分别为 71.4% 和 42.2%,而骨科的非骨折患者不适宜入院率较骨折患者更高。

表 4-4　适宜入院与不适宜入院的分布

	心　脏　科			骨　科		
	适宜入院人数和占比(%)	不适宜入院人数和占比(%)	p	适宜入院人数和占比(%)	不适宜入院人数和占比(%)	p
性别						
男	61(62.9)	36(37.1)	0.571	120(51.7)	90(42.9)	0.103
女	162(66.1)	83(33.9)		164(64.8)	89(35.2)	
年龄(median)	67	62	0.008	61	48	<0.001
婚姻状况						
已婚	212(64.2)	118(35.8)		254(64.5)	140(35.5)	
未婚	4(80.0)	1(20.0)	0.336	26(43.3)	34(56.7)	0.006
离婚/丧偶	3(100.0)	—		3(75.0)	1(25.0)	
户籍所在地						
本地	174(69.9)	75(30.1)	0.001	223(72.2)	86(27.8)	<0.001
外地	43(50.0)	43(50.0)		57(38.8)	90(61.2)	

	心　脏　科			骨　科		
	适宜入院人数和占比(%)	不适宜入院人数和占比(%)	p	适宜入院人数和占比(%)	不适宜入院人数和占比(%)	p
就业状况						
在业	47(72.3)	18(27.7)		74(49.7)	75(50.3)	
离退休	133(70.0)	57(30.0)	0.643	159(41.8)	54(25.4)	<0.001
无业或失业	6(85.7)	1(14.3)		23(41.8)	32(58.2)	
支付方式						
城镇职工医保	144(73.8)	51(26.2)		176(73.9)	62(26.1)	
城镇居民医保	6(50.0)	6(50.0)	<0.001	32(97.0)	1(3.0)	<0.001
自费/其他	72(53.7)	62(46.3)		76(39.6)	116(60.4)	
自付比例						
低	106(76.8)	32(23.2)		95(81.2)	22(18.8)	
中	39(66.1)	20(33.9)	<0.001	82(65.6)	43(34.4)	<0.001
高	78(53.4)	68(46.6)		107(48.4)	114(51.6)	
入院日期						
工作日	165(64.2)	92(35.8)	0.499	207(60.3)	136(39.7)	0.460
节假日	58(78.2)	27(31.8)		77(64.2)	43(35.8)	
入院时间						
早上	86(55.5)	69(44.5)		112(63.6)	64(36.4)	
下午	83(66.9)	41(33.1)	<0.001	103(48.6)	109(51.4)	<0.001
夜间	53(85.5)	9(14.5)		69(92.0)	6(8.0)	
入院途径						
门诊	74(46.5)	85(53.5)		112(45.3)	135(54.7)	
急诊	137(84.6)	25(15.4)	<0.001	169(80.1)	42(19.9)	<0.001
其他医疗机构	4(57.1)	3(42.9)		2(66.7)	1(33.3)	
入院次数				缺失=3		
首次入院	173(70.6)	72(29.4)	0.001	207(65.1)	111(34.9)	0.008
再入院	47(50.5)	46(49.5)		74(52.1)	68(47.9)	

续　表

	心　脏　科			骨　科		
	适宜入院 人数和 占比（%）	不适宜入 院人数和 占比（%）	p	适宜入院 人数和 占比（%）	不适宜入 院人数和 占比（%）	p
主诊断						
冠心病/骨折	107(57.8)	78(42.2)		174(89.7)	20(10.3)	
心肌梗死/肿瘤	61(100.0)	—		13(25.0)	39(75.0)	
高血压/发炎感染	21(84.0)	4(16.0)	<0.001	14(51.9)	13(48.1)	<0.001
心律失常/损伤	13(68.4)	6(31.6)		17(65.4)	9(34.6)	
其他	12(28.6)	30(71.4)		66(40.2)	98(59.8)	
CCI 分值						
CCI 为 0	55(61.1)	35(38.9)		117(91.4)	11(8.6)	
CCI 为 1	97(67.4)	47(32.6)	0.600	105(62.9)	62(37.1)	<0.001
CCI 为 2	40(61.5)	25(38.5)		43(89.0)	5(10.4)	
CCI≥3	31(70.5)	13(29.5)		19(95.0)	1(5.0)	

4.2.3　不适宜入院的危险因素分析

许多研究表明，不适宜服务的产生与消费者的个人特征有联系。比如说，女性车主在维修车辆时支付较高费用的可能性更高[180]。此外，患者的诊疗特征也可能是入院的危险因素，如入院科室、入院途径、慢性病患病情况、入院时间等。根据相关文献纳入危险因素分析变量的情况，结合我国医院诊疗的实际，本研究纳入 Logistic 回归模型的自变量赋值情况如表 4 - 5 所示。其中由于城镇居民基本医保参保人数过少，且支付方式与支付比例高度相关，本研究仅将自付比例纳入了回归模型。由于偏态类型不同，对心脏科年龄进行 Johnson 转换，转换式为 ageJ ＝－0.149 570＋1.112 60×Ln((age－30.222 8)/(98.143 1－age))；对骨科年龄进行 Box-Cox 转换，λ 值为 0.92。

表 4－5 Logistic 回归变量赋值情况

变 量 名	变量类型	变 量 赋 值
入院适宜性	分类变量	不适宜＝1;适宜＝0
性 别	分类变量	男＝1,女＝0
年 龄 *	连续变量	(心脏科)ageJ ＝ －0.149 570 ＋ 1.112 60 × Ln((age － 30.222 8)/(98.143 1 － age))(骨科)ageJ ＝ age$^{\lambda}$(λ ＝ 0.92)
户籍所在地所在地	分类变量	外地＝1,本地＝0
婚姻状况	分类变量	已婚＝1,其他＝0
就业状况 1	分类变量	在业＝1,其他＝0
就业状况 2	分类变量	离退休＝1,其他＝0
自付比例 1	分类变量	高自付比＝1,其他＝0
自付比例 2	分类变量	中自付比＝1,其他＝0
节假日	分类变量	节假日＝1,工作日＝0
入院时间 1	分类变量	早上＝1,其他＝0
入院时间 2	分类变量	下午＝1,其他＝0
入院途径	分类变量	门诊＝1,急诊＝0
入院次数	分类变量	再入院＝1,首次入院＝0
第一诊断 1	分类变量	冠心病/骨折＝1,其他＝0
第一诊断 2	分类变量	心肌梗死/肿瘤＝1,其他＝0
第一诊断 3	分类变量	高血压/发炎与感染＝1,其他＝0
第一诊断 4	分类变量	心律失常/损伤＝1,其他＝0
CCI 0	分类变量	"0"＝1,其他＝0
CCI 1	分类变量	"1"＝1,其他＝0
CCI 2	分类变量	"2"＝1,其他＝0

＊需进行正态转换的变量。

单因素 Logistic 回归分析结果如表 4－6 所示。心脏科不适宜入院单因素 Logistic 分析结果显著的变量有性别(比值比[OR]＝0.868,95％

$CI=0.532\sim1.416$)、年龄($OR=0.743$，95% $CI=0.593\sim0.931$)、户籍所在地($OR=2.320$，95% $CI=1.404\sim3.833$)、自付比例 1($OR=2.431$，95% $CI=1.544\sim3.828$)、入院时间 1($OR=2.182$，95% $CI=1.387\sim3.434$)、入院途径($OR=5.784$，95% $CI=3.469\sim9.646$)、再入院($OR=2.352$，95% $CI=1.440\sim3.841$)、第一诊断 1($OR=1.950$，95% $CI=1.224\sim3.107$)和第一诊断 3($OR=0.322$，95% $CI=0.108\sim0.963$)。骨科单因素分析结果显著的变量有性别($OR=0.000$，95% $CI=0.532\sim1.416$)、年龄($OR=0.940$，95% $CI=0.925\sim0.956$)、户籍所在地($OR=4.094$，95% $CI=2.704\sim6.198$)、婚姻状况($OR=0.457$，95% $CI=0.268\sim0.779$)、就业状况 1($OR=2.145$，95% $CI=1.422\sim3.235$)，就业状况 2($OR=0.308$，95% $CI=0.204\sim0.465$)、自付比例 1($OR=2.901$，95% $CI=1.969\sim4.276$)、入院时间 2($OR=2.736$，95% $CI=1.861\sim4.024$)、入院途径($OR=0.220$，95% $CI=0.145\sim0.332$)、再入院($OR=1.714$，95% $CI=1.146\sim2.561$)、第一诊断 1($OR=0.080$，95% $CI=0.047\sim0.134$)、第一诊断 2($OR=5.807$，95% $CI=3.001\sim11.236$)、CCI 0($OR=2.330$，95% $CI=1.588\sim3.418$)以及 CCI 2($OR=0.161$，95% $CI=0.063\sim0.415$)。

表 4-6　不适宜入院单因素 Logistic 回归结果

变　量	心　脏　科				骨　科			
	OR^*	95% CI^{**}	R^{2***}	p	OR^*	95% CI^{**}	R^{2***}	p
性　别	0.868	$0.532\sim1.416$	0.319	<0.001	0.000	$0.532\sim1.416$	11.332	<0.001
年　龄	0.743	$0.593\sim0.931$	6.862	0.010	0.940	$0.925\sim0.956$	60.619	<0.001
户籍所在地	2.320	$1.404\sim3.833$	10.772	0.001	4.094	$2.704\sim6.198$	46.449	<0.001
婚姻状况	3.896	$0.474\sim32.052$	2.179	0.206	0.457	$0.268\sim0.779$	8.316	0.004
就业状况 1	0.918	$0.492\sim1.713$	0.073	0.788	2.145	$1.422\sim3.235$	13.337	<0.001
就业状况 2	1.195	$0.650\sim2.198$	0.335	0.566	0.308	$0.204\sim0.465$	32.749	<0.001

变　量	心　脏　科				骨　科			
	OR^*	95% CI^{**}	R^{2***}	p	OR^*	95% CI^{**}	R^{2***}	p
自付比例 1	2.431	1.544~3.828	14.973	<0.001	2.901	1.969~4.276	30.066	<0.001
自付比例 2	0.944	0.522~1.705	0.037	0.847	0.779	0.508~1.195	1.324	0.779
节假日	1.198	0.710~2.021	0.462	0.499	0.850	0.552~1.308	0.550	0.460
入院时间 1	2.182	1.387~3.434	11.583	0.001	0.855	0.580~1.259	0.634	0.427
入院时间 2	0.880	0.553~1.402	0.289	0.592	2.736	1.861~4.024	26.977	<0.001
入院途径	5.784	3.469~9.646	51.042	<0.001	0.220	0.145~0.332	57.925	<0.001
再入院	2.352	1.440~3.841	11.649	0.001	1.714	1.146~2.561	6.885	0.009
第一诊断 1	1.950	1.224~3.107	8.099	0.005	0.080	0.047~0.134	125.148	<0.001
第一诊断 2	0.000	0.000~—	60.937	0.997	5.807	3.001~11.236	32.076	<0.001
第一诊断 3	0.322	0.108~0.963	5.074	0.043	1.510	0.693~3.292	1.065	0.300
第一诊断 4	0.828	0.306~2.239	0.141	0.710	0.831	0.362~1.908	0.193	0.663
CCI 0	1.258	0.765~2.069	0.809	0.366	2.330	1.588~3.418	19.714	<0.001
CCI 1	0.836	0.532~1.314	0.603	0.438	0.903	0.611~1.336	0.260	0.610
CCI 2	1.097	0.830~1.450	0.421	0.514	0.161	0.063~0.415	21.308	0.000

　* OR = odds ratio，比值比；** CI = confidence interval，置信区间；*** R^2 = max. re-scaled R-squared，最大校准拟合优度。

　　将单因素分析中预测效果显著（$p > 0.200$）的变量纳入多元 logistic 回归分析。采用逐步向前法的心脏科和骨科完整 Logistic 回归分析结果分别如表 4－7 和表 4－8 所示。分析结果表明，模型对两科室不适宜入院具有显著预测效果，心脏科模型 $\chi^2 = 88.804$，$df = 5$，$n = 343$，$p < 0.001$；骨科模型 $\chi^2 = 195.763$，$df = 8$，$n = 463$，$p < 0.001$，总体拟合情况较好，各变量相关矩阵显示，模型中变量间不存在严重的多重共线性。

表 4-7　心脏科不适宜入院的 Logistic 回归结果

变　量	Beta*	SE**	OR***	95% CI****	p
Constant	−2.869	0.365	0.057	—	<0.001
年　龄	−0.329	0.143	0.720	0.543~0.953	0.022
自付比例 1	1.210	0.295	3.353	1.882~5.974	<0.001
入院途径	1.949	0.302	7.022	3.883~12.697	<0.001
入院次数	0.713	0.315	2.041	1.100~3.785	0.024
第一诊断 1	0.697	0.287	2.008	1.144~3.524	0.015

*Beta，回归系数；**SE，标准误差；***OR，比值比；****CI，置信区间。

表 4-8　骨科不适宜入院的 Logistic 回归结果

变　量	Beta*	SE**	OR***	95% CI****	p
Constant	2.215	0.801	9.166	—	0.006
年　龄	−0.044	0.014	0.957	0.931~0.983	0.001
就业状况 1	0.656	0.326	1.927	1.016~3.653	0.045
自付比例 1	1.269	0.290	3.556	2.015~6.275	<0.001
入院时间 2	1.070	0.276	2.916	1.698~5.008	<0.001
第一诊断 1	−2.360	0.378	0.094	0.045~0.198	<0.001
第一诊断 3	−0.976	0.478	0.377	0.148~0.962	0.041
第一诊断 4	−1.142	0.495	0.319	0.121~0.843	0.021
入院途径	−1.135	0.317	0.321	0.173~0.598	<0.001

*Beta，回归系数；**SE，标准误差；***OR，比值比；****CI，置信区间。

从心脏科的多因素回归结果来看，纳入最终模型的变量有年龄（$OR=0.720$，$95\% CI=0.543\sim0.953$）、自付比例 1（$OR=3.353$，$95\% CI=1.882\sim5.974$）、入院途径（$OR=7.022$，$95\% CI=3.883\sim12.697$）、入院次数（$OR=2.041$，$95\% CI=1.100\sim3.785$）以及第一诊断 1（$OR=2.008$，$95\% CI=1.144\sim3.524$）。其中自付比例 1、入院途径、入院次数和第一诊断 1 的 OR 值大于 1，说明高自付比例、门诊入院、再入院以及第

一诊断为冠心病是心脏科不适宜入院的主要危险因素。Hosmer-Lemeshow 检验显示 $\chi^2 = 9.409$，$p = 0.152 > 0.050$，表示模型拟合良好。

从骨科的分析结果来看（见表 4-8），纳入最终模型的变量有年龄（$OR = 0.957$，$95\% CI = 0.931 \sim 0.983$）、就业状况 1（$OR = 1.927$，$95\% CI = 1.016 \sim 3.653$）、自付比例 1（$OR = 3.556$，$95\% CI = 2.015 \sim 6.275$）、入院时间 2（$OR = 2.916$，$95\% CI = 1.698 \sim 5.008$）、主诊断 1（$OR = 0.094$，$95\% CI = 0.045 \sim 0.198$）、主诊断 3（$OR = 0.377$，$95\% CI = 0.148 \sim 0.962$）、主诊断 4（$OR = 0.319$，$95\% CI = 0.121 \sim 0.843$）以及入院途径（$OR = 0.321$，$95\% CI = 0.173 \sim 0.598$）。其中，就业状况、自付比例 1 和入院时间的 OR 值均大于 1，说明它们是不适宜入院的主要危险因素。也即在业、高自付比例以及下午入院的患者不适宜入院率较其他住院患者更高。Hosmer-Lemeshow 检验显示为 $\chi^2 = 8.599$，$p = 0.381 > 0.050$，表示模型拟合良好。

采用逐步向后 Logistic 回归法，心脏科的纳入模型的变量有年龄（$Beta = -0.329$，$OR = 0.720$，$95\% CI = 0.543 \sim 0.953$，$p = 0.022$）、自付比例 1（$Beta = -1.210$，$OR = 3.353$，$95\% CI = 1.882 \sim 5.974$，$p < 0.001$）、入院途径（$Beta = -1.949$，$OR = 7.022$，$95\% CI = 3.883 \sim 12.697$，$p < 0.001$）、入院次数（$Beta = -0.713$，$OR = 2.041$，$95\% CI = 1.100 \sim 3.785$，$p = 0.024$）和主诊断 1（$Beta = -0.697$，$OR = 2.008$，$95\% CI = 1.144 \sim 3.524$，$p = 0.015$）。骨科纳入模型的变量有年龄（$Beta = -0.046$，$OR = 0.955$，$95\% CI = 0.931 \sim 0.981$，$p = 0.001$），就业状况 1（$Beta = 0.697$，$OR = 2.008$，$95\% CI = 1.074 \sim 3.757$，$p = 0.029$），自付比例 1（$Beta = 1.187$，$OR = 3.277$，$95\% CI = 1.894 \sim 5.674$，$p < 0.001$），入院时间 2（$Beta = 1.054$，$OR = 2.869$，$95\% CI = 1.690 \sim 4.872$，$p < 0.001$），入院途径（$Beta = -1.047$，$OR = 0.351$，$95\% CI = 0.190 \sim 0.648$，$p = 0.001$），主诊断 1（$Beta = -2.150$，$OR = 0.117$，$95\% CI = 0.057 \sim 0.240$，$p = 0.013$）。采用 Enter 法，心脏科不适宜入院的危险因

素为入院途径、自付比例 1、再入院、主诊断 1 以及入院时间 1；骨科不适
宜入院的危险因素为下午入院、自付比例 1、就业状况 1、婚姻状况和主诊
断 2。可见，运用不同自变量进入方法得到的危险因素结果基本一致。

4.2.4　不适宜入院原因分析

C - AEP 评价人员在评价过程中将不适宜入院的原因进行了描述性
记录（一个不适宜入院案例可有多种描述）。在不适宜入院分析中，本研
究没有区分不同的责任人，而是认为不适宜入院的主要责任在于医生。
这是因为责任医师确定建议患者入院是不适宜入院发生的最重要的前
提。即使在患者要求入院的情况下，如果没有医生签署入院诊断意见，患
者始终无法入院。医生在门急诊期间，始终有责任向患者解释病情以及
适宜治疗方案。虽然如此，对导致医生做出不适宜入院建议的原因仍然
可以归类为内部和外部两大因素。根据 C - AEP 评价者对不适宜入院原
因的描述，导致不适宜入院的原因主要是过早入院，分别占不适宜入院原
因 64.3%（$n=92$，心脏科）和 78.1%（$n=146$，骨科）。患者交通不便或者
患者等待成本高，也是心脏科（$n=13$，9.1%）和骨科（$n=25$，13.4%）的不
适宜入院的原因。"无相关诊疗记录"也是造成不适宜入院的重要原因，
其中心脏科占 11.9%（$n=17$），骨科占 4.8%（$n=9$），根据评价者的反馈，
这些患者的入院记录和其他可供参考的病案资料均无该患者入院适宜性
的相关记录。部分患者的诊疗可在门诊或较低级别的医疗机构完成，这
一比例在心脏科为 14.7%（$n=21$），在骨科为 3.8%（$n=7$）。不适宜入院
原因分类情况如图 4 - 2 所示。

4.2.5　入院适宜性与结果质量

由于科室疾病特征不同，治愈率差距较大，本研究选择结果质量"治
愈与好转率"作为本研究的结果质量指标，将指标与入院适宜性进行卡方
检验，心脏科检验结果为 Pearson $\chi^2=6.192$，$df=1$，$p=0.103>0.050$；

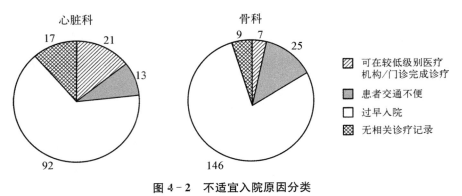

图 4 - 2　不适宜入院原因分类

骨科检验结果为 Pearson $\chi^2 = 2.731$，$df = 1$，$p = 0.098 > 0.050$。可见，结果质量与入院适宜性的相关性不显著。

4.3　支付方式与入院适宜性

根据上述研究结果，两科室不适宜入院的共同危险因素仅有高自付比例。因此，本研究认为，探讨自付比例对入院适宜性的影响，对提高适宜入院水平具有重要意义。在对入院适宜性与自付比例的关系进一步探讨前，首先需要对我国医保费用控制的主要机制进行简要的回顾。现在上海三级医院的医保结算方式主要是总额预付制，而需方医保的支付方式则主要为基本医疗保险，后者主要包括城镇职工基本医疗保险和城镇居民基本医疗保险。2008 年 10 月，国家发展和改革委员会提出要建立高效规范的医药卫生机构运行机制，探索实行收支两条线、公共卫生和医疗保障经费的总额预付等多种行之有效的管理办法[181]。总额预付制指的是由人力资源和社会保障局医保办对定点医疗机构的卫生费用进行测算后，一次性支付给医疗机构医疗保险费用的方式。一般而言，如果超出该总额，则医疗机构需要自行承担一部分支出，而如果对总额有所节省，那么医疗结构可以得到该结余。从需方的角度来看，目前我国居民参加基本医疗保险的方式主要有城镇职工医疗保险、城镇居民医疗保险以及新型农村合作医疗保险三种。根据缴费、风险分摊方式等的不同,患者自付比例也不同,从总体上来说,城镇职工医保的报销比例要高于其他两种类型的医保[182]。

4.3.1 研究假设

根据上述分析建立回归模型,对不适宜入院的危险因素进行探索,并对以下假设进行验证。

(1) 假设 1:外地患者的不适宜入院率较本地患者高(低)。

$$\text{logit}(\text{IA}) = \alpha_1 + \beta_1 \times Res + \gamma_1(controlvariables), \ \beta_1 > 0$$

其中 IA 为不适宜入院,α_1、β_1、γ_1 为常数,Res 为患者户籍所在地(外地=1,本地=0),$(controlvariables)$ 为其他控制变量。在同样的情况下,由于外地患者需要支付交通费用、等待费用、搜寻信息费用以及更多的机会成本,虽然外地患者与本地患者面对的门诊诊断费用是一样的,但是外地患者的其他成本较本地患者高许多,其不适宜入院的概率较高。

(2) 假设 2:患者自付比例越高,患者的不适宜入院率越高(低)。

$$\text{logit}(\text{IA}) = \alpha_2 + \beta_2\theta_i + \gamma_2(controlvariables), \ \beta_2 > 0$$

其中 IA 为不适宜入院,α_2、β_2、γ_2 为常数,θ_i 为患者 i 的自付比例。患者的自付比例 θ_i 越高(保险水平越低),根据目标收入理论、委托代理理论和信任品理论,不适宜入院率也越高。

4.3.2 结果

(1) 对假设 1 的验证。

由于户籍所在地在两科室的多因素 Logistic 回归结果中均未达到 $p < 0.050$ 的显著性标准,为验证本研究的假设 1,采用强制进入方法,对原模型进行调整。心脏科和骨科的结果分别如表 4-9 和表 4-10 所示。

其中心脏科户籍所在地的系数为 0.052，*OR* 值为 1.053（$p = 0.090$），骨科户籍所在地的系数为 0.196，*OR* 值为 1.217（$p = 0.095$）。

表 4-9　心脏科不同户籍所在地患者的入院适宜性回归结果

变　量	Beta*	SE**	OR***	95% CI****	p
（常数项）	−2.283	0.138	0.102	—	<0.001
年　龄	−0.302	0.138	0.740	0.564~0.969	0.029
高自付比	1.269	0.341	3.557	1.823~6.938	<0.001
入院途径	1.526	0.269	4.600	2.751~7.794	<0.001
入院次数	0.578	0.300	1.782	0.990~3.209	0.054
户籍所在地	0.052	0.280	1.053	0.506~2.190	0.090

* *Beta*，回归系数；** *SE*，标准误差；*** *OR*，比值比；**** *CI*，置信区间。

表 4-10　骨科不同户籍所在地患者的入院适宜性回归结果

变　量	Beta*	SE**	OR***	95% CI****	p
（常数项）	1.866	0.808	6.591	—	0.020
年　龄	−0.037	0.322	0.963	0.937~0.990	0.007
就业状况 1	0.720	0.322	2.055	1.094~3.859	0.025
自付比例 1	1.119	0.359	3.061	1.514~6.189	0.002
入院时间 2	1.030	0.272	2.800	1.643~4.773	<0.001
第一诊断 1	−2.351	0.381	0.095	0.045~0.201	<0.001
第一诊断 3	−0.949	0.476	0.387	0.152~0.984	0.046
第一诊断 4	−1.125	0.493	0.325	0.124~0.853	0.022
入院途径	−1.094	0.313	0.335	0.181~0.618	<0.001
户籍所在地	0.196	0.369	1.217	0.590~2.509	0.095

* *Beta*，回归系数；** *SE*，标准误差；*** *OR*，比值比；**** *CI*，置信区间。

虽然户籍所在地情况在两个 Logistic 回归模型中的结果均未达到统计学显著水平，但其系数均为正且 *OR* 值均大于 1，可以认为在控制了危险因素后,外地户籍所在地患者的入院更有可能是不适宜入院。而之所以户籍所在地情况对入院适宜性影响不显著,可能有三个原因。一是户籍所在地情况可能并不能准确地反映居住地情况,即使是外地户籍的患者,也有可能在本市居住,因此其就诊成本应等同于本地户籍的患者;二是样本医院所在城市是一个流动人口较多、人口构成较为复杂的大型城市,即使是本地居民就诊可能仍需跨多区就诊,因此其就诊成本应等同于外地患者;三是住院治疗本身费用很高,如本研究中,两科室的平均住院费用均在 3 万以上,因此其相对于门诊费用,即使是对居住在外地的患者来看,门诊成本仍远远低于其住院治疗的成本。由于数据可得性和保密性问题,本研究无法获得相关患者居住地址的数据,但从户籍所在地情况来看,可基本认为本研究的假设 1 成立。

（2）对假设 2 的验证

从本章不适宜入院的危险因素分析结果对假设 2 进行验证,自付比例越高的患者,不适宜入院的概率越高(见表 4-7 和表 4-8)。在危险因素分析中的 Logistic 回归模型中,所使用的是患者和医生事先认为的医疗费用自付比例来进行分组的,这是由于在入院前患者和医生都只能对可能的自付情况进行估计,而实际发生的自费项目要随着诊疗的开展才能实际确定。从医疗费用实际支付比例和入院适宜性的情况来看,心脏科适宜入院患者的平均自付比例为 61.4%,不适宜入院患者的平均自付比例为 80.4%;骨科适宜入院患者的平均自付比例为 57.5%,而不适宜入院患者的平均自付比例为 87.0%。可见,自付比例高的患者不适宜入院率也较高。

4.4　本章小结

根据 C-AEP 的评价结果,样本科室的不适宜入院率分别为 35.0%(心脏科)和 38.7%(骨科),这一结果高于大多数国外研究,与 Yan Zhang 和周幸园等分别对乡镇医院(26.5%)和慢性阻塞肺炎患者(34.5%)进行研究后得出的不适宜入院率较为接近[89,96]。这说明我国不适宜入院情况在各地和各级医疗机构都较为普遍，应予以重视。从不同科室的情况来看，与国外研究结果较为一致的是，心脏科一般较其他科室而言不适宜入院率低[48]，而骨科的不适宜入院率较其他科室更高[57]。如将"过早入院"患者的不适宜入院率进行调整，那么两科室的不适宜入院率分别降为9.3%（心脏科）和10.6%（骨科）。这些患者往往需要高强度和高密度的住院服务，但由于种种原因在诊疗程序开始前办理了入院手续。这种情况在择期手术较多的骨科中更为明显。书中没有对合理的不适宜入院标准进行研究，这是因为从指标情况来看，造成不适宜入院的因素均属于可控因素，即在适宜性水平良好的情况下，不适宜入院率应接近0%。

　　本章对两科室不适宜入院的危险因素进行了探索。心脏科不适宜入院的危险因素包括高自付比、门诊入院、再入院和第一诊断冠心病，骨科则包括在业、医疗费用高自付比以及下午入院。与其他研究所得到的结果一致，在心脏科，门诊入院的患者较急诊入院的患者不适宜入院率更高，其比值比（OR 值）高达 7 以上，而在西班牙的一项研究中，这一数值高达 15[183]。这可能是由于在优质卫生资源稀缺且集中时，医院床位尤其紧张，往往有病床空出时，科室就通知等待名单上的患者办理入院手续，而未考虑相关诊疗程序是否能及时开展，以及患者身体状况是否适宜入院。心脏科再入院患者也属于不适宜入院的高危组，有研究认为，这是由于心血管疾病需要重复入院的可能性更高，而医生则可能选择熟悉的患者优先入院[57]，但由于本研究属于回顾性评价，对相关数据可得性较差，暂无法对其进行验证。而第一诊断为冠状动脉粥样硬化性心脏病（冠心病）的患者更易不适宜入院的原因可能是由于冠心病是许多疾病和症状的基础病，而因冠心病入院的患者往往需要及时的高强度的医疗服务和护理/生命支持服务的概率较低。从骨科的情况来看，由于骨科择期手术较多，而在手术前需要进行的检查项目往往仅能在工作时间进行（如非急诊三大常规等），因而在下午办理完入院手续后，需要等到次日医师查房后按照医嘱进行,那么在当日入院则属于过早入院。骨科不适宜入院人次与入院时间的情况如图 4-3 所示。结合对适宜性入院的定义,本研究认为,医生对于下午入院的患者应审慎考虑患者的病情和行动能力、患者家庭照顾情况以及相关检查的可及性来安排入院。年龄在本研究中不是不适宜入院的危险因素,这与许多研究的结果类似:这是由于年龄越大,其对于相对强度更高的医疗服务需求也更大,而其不适宜入院率可能也相对较低。合并症的查尔森得分也不是不适宜入院的危险因素,但在骨科的不适宜入院水平研究中可以发现,合并症指数得分为 1 的患者不适宜入院率高于其他组别,这可能是由于 CCI 得分高的患者往往病情更为复杂所导致,如糖尿病患者在入院前血糖控制不当导致入院后无法开展某些检查项目和手术项目。是否节假日入院也不是不适宜入院的危险因素,且工作日入院的患者不适宜入院率还略高,这可能是由于选择节假日至医院进行诊疗的患者本身病情较严重,需要的医疗服务也更加迫切。

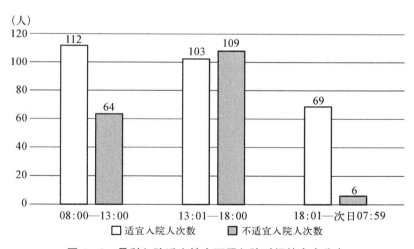

图 4-3　骨科入院适宜性在不同入院时间的人次分布

两科室不适宜入院唯一的共同的危险因素为住院费用的高自付比,也即在两科室中,自付比例较高的患者不适宜入院的概率更高。由于卫生系统和补偿机制不同,在国外的研究中,极少研究将自付水平或经济因素作为不适宜入院的潜在危险因素纳入分析。入院适宜性和经济能力或住院费用支付水平的相关性仅在纳入本研究综述中的两篇有所提及：Apolone 等（1997）的一项对多科室入院适宜性进行评价的研究中，发现无家可归的患者不适宜入院率较一般患者高出 10％以上[48]；在意大利的另一项研究中，社会经济地位较低的患者不适宜入院率较其他患者更高[57]。本研究所使用的支付比例分组是根据上海市基本医疗保险相关政策来预分类的，也就是在费用发生前患者和医生所能推测的报销比例。这是由于我国住院费用实施的是后付制，而医生和患者在住院服务发生前仅能对自付比例进行预先估计，实际发生的费用以及报销情况往往要视患者发生的诊疗项目而定（如患者在入院后根据医生建议决定是否使用某些进口药品或者其他自费药品等）。因此，在研究不适宜入院情况时，使用这种分类方法更为合理。将入院适宜性研究中的分组情况与实际报销比例进行对比，结果如表 4 - 11 所示。运用方差分析发现组间差异具有统计学意义（$p < 0.001$），住院费用高自付比例的患者的实际支付比例显著高于低自付比例的患者，而低自付组和中自付组的差异较小，这与危险因素分析中，仅有高自付比例对入院适宜性具有显著预测效果相一致。

表 4 - 11　不同自付比例组患者的实际自付比例

科　室	组　别	实际自付比例均值/％	F 值	p
心脏科	低自付比	59.2	24.970	<0.001
	中自付比	64.2		
	高自付比	98.4		
骨　科	低自付比	52.7	40.520	<0.001
	中自付比	57.6		
	高自付比	98.1		

　　两科室不适宜入院的主要原因是过早入院，即患者在相关诊疗开始前就办理了入院手续。此外，可在门诊/较低级别医疗机构进行诊疗、无

相关诊疗记录、患者交通不便等,也分别造成了一定程度的不适宜入院。可见,卫生系统和医院管理也对不适宜入院的产生造成了一定的影响。如将这些因素分为内部因素和外部因素的话,可认为过早入院、无相关诊疗记录、可在门诊完成诊疗为内部因素,而可在较低级别医疗机构进行诊疗和患者交通不便为外部因素。如医院往往是在门诊为患者诊疗后,等待病房有病床空出后才能选择在等待入院的患者入院,而未考虑患者是否应该入院,入院后是否能开展相关的治疗,如一部分患者由于血糖控制不当需要控制血糖后才能进行下一步治疗,而另一部分患者由于检查仪器无法安排需要等待等,这些都是医院管理中提高入院适宜性需要特别关注的内容。从外部因素来看,可在较低级别医疗机构诊疗而仍然选择在大医院入院的患者可能是由于较低级别医疗机构的缺乏,如患者的不适宜入院是由于所在地区较低级别医疗机构由于床位不足或人力不足,这就需要卫生系统加大基层卫生机构建设的力度,进一步合理化卫生资源布局。由于无法确定较低级别医疗机构的可及性,本研究未对造成不适宜入院的责任方进行区分,而是假设医生对患者其他医疗服务的可及性拥有充分信息。

在本研究中,住院费用并未纳入入院适宜性的研究范围。这是因为我国住院费用采取的是后付制,而不适宜入院并不代表其住院日也全部都是不适宜的,如一名不适宜入院的患者(如过早入院)在入院后仍需接受相关诊疗,从而产生适宜住院日;一名适宜入院的患者,可能由于提早入院等待手术产生了不适宜住院日。因此,只有计算不适宜住院日带来的住院费用才有实际意义,而对不适宜住院日对住院费用产生影响的方式和程度将在下一章进行讨论。

从入院适宜性和医疗质量的相关情况来看,入院适宜性与患者治疗结果没有显著相关性,这正与本研究在住院费用支付方式与入院适宜性探讨时所假设的一致,即医生不会在做出入院建议时考虑患者的健康效用,即使是不适宜入院的患者由于接受了较高水平的医疗服务,在出院时,其主诊断仍然可以得到好转或治愈,并未对患者的健康造成危害。

在本章中,为方便理论推导并一般化研究结果,所使用的是住院费用自付比例而非支付方式作为自变量,然而在我国具体实践中,不同类型医保患者的住院费用自付比例差距不大,如在本研究中低自付比和中自付比的自付比例差异,在两科室均未超过 10%。从分组后的数量进行对比也可以发现,高自付比例组和自费患者的数量基本一致,如将本研究中的自付比例替换为支付方式,本章的主要结论依然成立。然而,将此结论运用到其他病种或科室时,由于诊疗方案的不同,住院费用自付比例情况也会有所差别,因此,研究者还需要考虑支付比例的差异性问题。

第5章　住院日适宜性研究

正如绪论中所述,我国住院患者的平均住院日较其他国家更长。因此,了解患者的住院日结构,有针对性地了解不适宜住院日产生的内在机制和原因,对于缩短平均住院日,提高卫生资源利用效率具有重要意义。

本章的主要目的是通过对样本医院的不适宜住院日情况进行评价,了解不适宜住院日水平、不适宜住院日产生的原因、不适宜住院日的相关因素;了解不适宜住院日对医疗费用及医疗质量安全的影响;探讨住院费用支付方式对住院日适宜性的影响;建立路径分析模型对不适宜住院天数、住院天数和住院费用间的相互关系进行分析,并对不适宜住院日产生的住院费用进行估计。

5.1　工具、样本和方法

根据本书第3章 C - AEP 评价标准,对样本医院的不适宜住院日状况进行评价,具体住院日适宜性评价流程如图 5-1 所示。

本研究不适宜住院日的样本病案与入院适宜性研究中的样本一致。评价由两名评价人员一同进行,在评价入院适宜性时,评价者可以使用病案中所有与该住院日有关的资料和文件进行判断,这些内容包括入院记录、病程录、检查单、医嘱单、护理记录、会诊记录、告知书以及抢救记录。

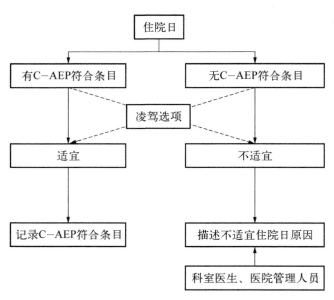

图 5-1　住院日适宜性评价流程

当某住院日符合任意一个 C－AEP 的住院日条目时,则该住院日可被判定为适宜住院日,评价者应记录该住院日符合的所有 C－AEP 条目;当某住院日不符合任何住院日指标时,则判定其为不适宜住院日,而其不适宜住院日原因则由评价人员进行记录并分类。当某住院日符合至少一条 C－AEP 住院日条目但评价人员仍然认为应判定其为不适宜住院日,或某住院日不符合任何条目但评价人员仍然认为应判定其为适宜住院日时,则应使用凌驾选项。凌驾选项需要两个评价人员达成一致意见方可以使用。评价结束后,评价人员就评价结果与相关科室的医生和医院管理人员进行非结构性访谈。

　　由住院日相关资料提取的变量有患者基本信息、诊疗信息、费用信息和住院日适宜性信息。其中患者基本信息包括病案号、性别、患者年龄、户籍所在地、婚姻状况以及就业状况。诊疗信息包括:入院日期、入院类型(适宜/不适宜)、入院途径、入院次数、出院日期、第一诊断、合并症、手术情况、转科情况、输血情况、重症监护情况、并发症情况。费用信息包括：住院总费用、床位费、放射费、护理费、化验费、检查费、手术费、输血费、输氧费、西药费、诊疗费、治疗费、中草药费、中成药费。入院适宜性信息包括入院适宜性评价结果、住院日适宜性评价结果、符合的 C - AEP 条目、不适宜住院日原因。对合并症的量化处理同第 4 章（见 4.1.2）。

本研究使用 Microsoft Excel（Version 2010）和 Epidata（Version 3.1）进行数据录入，使用 SPSS（Version 20）以及 SPSS AMOS 模块进行数据的统计分析。用柯尔莫哥洛夫-斯米诺夫检验和直方图对连续变量的正态性进行检验；对连续型变量采用中位数（median）与四分位差（interquartile range）的形式进行描述；非连续型变量使用频率和百分比进行描述；两组间均值差异的显著性采用 t 检验（正态分布）或曼-惠特尼 U 检验（非正态分布）进行验证；对多组间连续变量分布的差异性使用克鲁斯卡尔-沃利斯检验进行考察；使用皮尔逊相关系数检验考察组间占比差异的显著性；采用斯皮尔曼相关系数检验对非正态连续变量间相关系数差异的显著性进行验证。选取在相关文献中与因变量（不适宜住院日）相关的自变量（患者的性别、年龄、居住地、婚姻状况、就业状况、入院途径、入院次数、主诊断、合并症），对研究者根据本研究的性质认为应纳入的变量（是否转科、是否输血和重症监护情况）进行单因素分析，并采用多因素回归分析探索不适宜住院日的相关因素，将在单因素分析显著（$p < 0.200$）的变量纳入多因素回归分析模型，采用霍斯默莱梅肖检验对回归模型的拟合优度进行检验。

根据理论和实证结果建立路径分析模型，了解不适宜住院日对住院费用产生影响的作用方式和程度。路径模型拟合情况采纳整体适配的卡方值 χ^2、卡方值与自由度之比 χ^2/df、渐进残差均方和平方根（root mean square error of approximation，RMSEA）、比较适配指标（comparative fit index，CFI）以及临界样本数（critical n，CN）来进行考察。根据 Yuan 和 Bentler（2007）的研究，当 $\chi^2/df < 5.0$，$RMSEA < 0.10$，$CFI > 0.90$，

CN $>$ 200 时，可认为模型整体适配情况良好[184]。

5.2　住院日适宜性评价结果

5.2.1　样本特征描述

共有 8 396 个住院日纳入了本研究的住院日适宜性评价范围，其中心脏科 3 606 天，骨科 4 790 天，占样本科室研究期间总住院天数的 15.1% 和 13.1%。样本社会人口经济特征、诊疗特征以及入院适宜性特征如表 5-1 所示。由于样本与入院适宜性研究一致，患者的基本社会人口经济特征与部分诊疗特征完全相同，根据文献研究的结果，对住院天数、转科情况、输血情况、重症监护情况以及术后并发症对样本进行描述。性别、年龄、婚姻状况、户籍所在地、就业状况、支付方式、入院途径、入院次数、第一诊断、CCI 描述性分析结果详见本书第 4 章。对新增变量的描述如下：心脏科样本患者手术率为 88.2%，骨科为 85.9%，两科室患者手术率经统计学检验差异不显著（$\chi^2 = 0.914$，$p = 0.339 > 0.050$）；心脏科患者中有 13.8% 是转科患者，而骨科转科患者仅有 1.3%，两科室转科率差异显著（$\chi^2 = 46.602$，$p < 0.001$）；心脏科和骨科患者的输血率分别为 3.5% 和 11.4%（$\chi^2 = 15.060$，$p < 0.001$）；心脏科患者的重症监护比例为 28.0%，显著高于骨科的 1.3%（$\chi^2 = 116.033$，$p < 0.001$）；心脏科并发症发生率为 16.3%，骨科为 3.0%（$\chi^2 = 43.966$，$p < 0.001$）；心脏科样本病案的住院天数中位数为 9.0 天，四分位差为 6.0 天，骨科中位数为 8.5 天，四分位差为 7.5 天，$p = 0.727 > 0.050$，差异不显著（$p = 0.363 > 0.050$）；住院总费用的中位数和四分位差分别为 35 034.30（11 970.92）和 31 154.74（18 127.83），经过曼-惠特尼 U 检验显示 $p = 0.727 > 0.050$，差异不显著。

表 5-1 样本特征描述

	心 脏 科		骨 科		p
	n	%	n	%	
性别	（缺失=1）		（缺失=10）		
男	245	71.6	210	45.4	<0.001
女	97	28.4	243	54.6	
年龄*	65(72)		57(26)		<0.001
婚姻状况	（缺失=5）		（缺失=5）		
已婚	330	97.6	394	86.0	
未婚	5	1.5	60	13.1	<0.001
离婚	3	0.6	4	0.9	
户籍所在地	（缺失=8）		（缺失=7）		
本地	249	74.3	309	67.8	0.045
外地	86	25.7	147	32.2	
就业状况	（缺失=81）		（缺失=46）		
在业	65	24.8	149	35.7	
离退休	190	72.5	213	51.1	<0.001
无业	7	2.7	55	11.9	
医保情况	（缺失=2）				
医保	207	60.7	271	58.5	0.535
自费医疗	134	39.3	192	41.5	
入院途径	（缺失=15）		（缺失=2）		
门诊	159	48.5	247	53.6	
急诊	162	49.4	211	45.8	0.089
其他医疗机构	7	2.1	3	0.7	
入院次数	（缺失=5）		（缺失=3）		
首次入院	245	72.5	318	69.1	0.304
再次入院	93	27.5	142	30.9	

续　表

	心　脏　科		骨　科		p
	n	%	n	%	
第一诊断	(缺失＝11)				
冠心病/骨折	185	55.7	194	41.9	
心肌梗死/肿瘤	61	18.4	52	11.2	
高血压/发炎与感染	25	7.5	27	5.8	—
心律失常/损伤	19	5.7	26	5.6	
其他	42	12.7	164	35.4	
CCI 分值	(缺失＝1)				
CCI 为 0	90	26.2	228	49.2	
CCI 为 1	144	42.0	167	36.1	
CCI 为 2	65	19.0	48	10.4	＜0.001
CCI≥3	44	12.8	20	4.3	
是否手术	(缺失＝3)		(缺失＝1)		
是	300	88.2	397	85.9	0.339
否	40	11.8	65	14.1	
是否转科	(缺失＝2)		(缺失＝1)		
是	47	13.8	6	1.3	＜0.001
否	294	86.2	456	98.7	
是否输血			(缺失＝1)		
是	12	3.5	53	11.4	＜0.001
否	331	96.5	409	88.5	
重症监护			(缺失＝1)		
是	96	28.0	6	1.3	＜0.001
否	247	72.0	456	98.7	
并发症					
有	56	16.3	14	3.0	＜0.001
否	287	83.7	449	97.0	

续　表

	心　脏　科		骨　科		p
	n	%	n	%	
住院天数	9.0(6.0)		8.5(7.5)		0.363
住院费用	35 034.32 (11 970.92)		31 154.74 (18 127.83)		0.727

* 连续变量采用中位数(四分位差)进行描述。

5.2.2　不适宜住院日产生的原因

经汇总,样本住院日的不适宜住院日总数为 2 850 天,其中心脏科共有 910 个不适宜住院日,占心脏科样本住院天数的 25.2%,骨科共有 1 940 个不适宜住院日,占科室样本住院日的 40.5%。

通过整理 C-AEP 评价人员对不适宜住院日产生原因的描述,分别对内部原因和外部原因进行分类,分类情况如表 5-2 所示。心脏科不适宜住院日的产生 82.6% 是由于内部原因,17.4% 是由于外部原因。其中"安排出院/转院不及时"(38.9%)、"执行检查不及时"(20.0%)以及"手术不及时"(17.1%)是造成心脏科不适宜住院日的主要原因。骨科则有 81.7% 可归因为内部因素,18.3% 的不适宜住院日是由外部因素所引起。其中,"执行检查不及时"(25.4%)、"手术不及时"(25.1%)以及"安排出院不及时"(24.7%)是骨科不适宜住院日产生的主要原因。由于外部原因引起的不适宜住院日分别为 157 天(心脏科)和 355 天(骨科),分别占总住院日的 4.4% 和 7.4%。而这部分不适宜住院日是非医方引起的,因此可以认为当两科室的不适宜住院日比例在这一比例附近时住院日适宜水平较好,即"可接受的不适宜住院率"。另外,在不适宜住院日研究中,本书并未明确说明内部因素是由医生引起的,而是认为医院/科室/医疗服务人员(医方)作为整体为责任方,这是因为,与入院不同,患者在接受住院治疗的过程中面临的环境更为复杂,而许多因素是医生个人不可控制的,且难以直接明确到个人。如等待检查造成的不适宜住院日,在回溯性研究中,通过病案难以判断是由于医生通知检查不及时还是由于检验科安排检查不及时等造成的。

表 5-2　不适宜住院日产生的内部和外部原因

	心 脏 科		骨 科	
	n	%	n	%
内部原因				
开检查单不及时	12	1.3	47	2.4
执行检查不及时	182	20.0	492	25.4
检查报告未出	20	2.2	36	1.9
手术不及时	156	17.1	488	25.1
会诊不及时	24	2.6	41	2.1
转科不及时	4	0.4	2	0.1
安排出院/转院不及时	354	38.9	479	24.7
其他内部原因	1	0.1	—	—
外部原因				
周末无法开展某些诊疗项目	125	13.8	172	8.9
患者请假外出	20	2.2	155	8.0
患者未决定是否接受某诊疗项目	6	0.7	11	0.6
患者出院不及时(已有出院医嘱)	6	0.7	14	0.7
其他外部原因	—	—	3	0.1

5.2.3　不适宜住院日水平

由于外部因素是不可控因素,不属于本研究所关注的主要内容。对外部因素导致的不适宜住院日进行调整后,心脏科样本中有 753 天被评价为不适宜住院日,占样本住院日的 20.9%,骨科样本中共有 1 585 个不适宜住院日,占样本住院日的 33.1%。下面对适宜住院日和不适宜住院日分别进行分析。

1）适宜住院日分布情况

当某住院日符合至少一个 C-AEP 住院日评价条目时,评价人员则将该住院日符合的所有条目记录在问卷上,两科室适宜住院日满足的 C-AEP 条目统计结果如表 5-3 所示。将符合的 C 组(医疗服务)和 D 组(护理/生命支持服务)条目数除以适宜住院日数(此处住院日数未对外部因素引起的天数调整)可以得到科室的服务密度指数,从总体上来说,心脏科的服务密度高于骨科,心脏科平均每个适宜住院日的服务密度为 2.91(7 835 ÷ 2 696 = 2.91),其中医疗服务密度为 0.79,护理/生命支持服务密度为 2.12;骨科则分别为 2.32(6 604 ÷ 2 850 = 2.32),0.90 和 1.41。从按照项目收费的角度来看,这与心脏科的住院费用高于骨科的结果相一致(见表 5-1)。

表 5-3　适宜住院日情况

C-AEP 指标	心脏科		骨　科	
	n	%	n	%
C. 医疗服务				
C1. 当天在手术室做手术	167	2.1	345	5.2
C2. 预定次日在手术室做手术,当天需要详细的术前准备、会诊或评估	220	2.8	406	6.2
C3. 当天进行心导管介入	41	0.5	—	—
C4. 当天进行血管造影	178	2.3	2	0.0
C5. 当天进行胸穿或穿刺	5	0.1	1	0.0
C6. 当天进行侵入性中枢神经系统诊断性操作(例如腰穿,脑池穿刺,脑室穿刺,气脑造影术等)	1	0.0	1	0.0
C7. 需严格控制饮食及进餐间隔以进行某些检验	1 244	15.9	1474	22.4
C8. 新型或实验型治疗,需在医学监控下频繁调整用药剂量	—	—	—	—

C-AEP 指标	心脏科		骨　科	
	n	%	n	%
C9. 需要医生每天至少 3 次的密切医学监控（须记载在病案上）	5	0.1	7	0.1
C10. 在实施 C1 或 C3～C6 后的术后日	271	3.5	343	5.2
D. 护理/生命支持服务				
D1. 间歇性或持续性使用呼吸机，并且/或者吸入治疗（包括胸部物理疗法、间断性正压呼吸），每天至少 3 次	650	8.3	344	5.2
D2. 肠外治疗：间歇性或连续性的静脉补液（包括电解质、蛋白质、药物或其他）	1 666	21.3	1488	22.6
D3. 持续性生命体征检测，至少每 30 分钟 1 次，至少持续 4 小时；后改为每小时记录 1 次，直至生命体征平稳	673	8.6	304	4.6
D4. （有医嘱记录的）出入量监测	1 007	12.9	12	0.2
D5. 大型外科手术伤口和引流护理（如胸腔引流管，T 管，真空引流，Penrose 引流管等）	364	4.6	1 401	21.2
D6. 护士遵医嘱进行密切的医疗监测，每天至少 3 次（血压、心率、氧饱和度）	1 343	17.1	467	7.1
E. 患者状况				
在观测日前 24 小时内				
E1. 无法大小便，且不是由神经系统问题引起	2	0.0	—	—
在观测日前 48 小时内（E2～E8）				
E2. 由于失血进行输血	26	0.3	129	2.0
E3. 心室纤维性颤动或心电图显示有急性心肌缺血	3	0.0	—	—
E4. 非发热原因入院，患者直肠温度超过 38.3℃ 或口腔温度超过 37.8℃	177	2.3	43	0.7
E5. 昏迷，至少 1 小时无反应性	28	0.4	—	—
E6. 非酒精戒断引起的急性意识模糊，精神紊乱	5	0.1	—	—

续　表

C-AEP 指标	心 脏 科		骨 科	
	n	%	n	%
E7. 急性造血系统异常,有明显的中性粒细胞减少,贫血,血小板减少,白细胞增多,红细胞增多,血小板增多症及其相应的体征和症状	28	0.4	13	0.2
E8. 急性进行性加重神经系统异常	2	0.0	—	—
(凌驾选项)	24		37	

从条目的具体来看,心脏科适宜住院日符合的 C-AEP 条目数为 8 106 个,其中数量较多的分别是 D2($n=1\,666$,21.3%)、D6($n=1\,343$,17.1%)以及 C7($n=1\,244$,15.9%);骨科适宜住院日符合 C-AEP 条目数为 6 789 个,数量较多的有 D2($n=1\,488$,22.6%)、C7($n=1\,474$,22.4%)以及 D5($n=1\,401$,21.2%)。心脏科适宜住院日的主要服务内容是肠外治疗、护理和检查,而骨科除了肠外治疗和检查外,还有对外科手术的护理,这与两科室的病种结构和服务方式有关。其中凌驾选项占心脏科和骨科总评价数(此处指是否为适宜性评价数而非占条目总数)的 0.7%($n=24$)和 0.8%($n=37$)。

按照住院日的四分位数将不同住院天数的患者分为 3 组,心脏科低住院天数组的住院日长在 7 天及以下,中等住院天数组为 8～13 天,高住院天数组为 14～30 天;骨科低住院天数组的住院日长在 6 天及以下,中等住院天数组为 6.5～13 天,高住院天数组为 13.5～30 天。按照适宜住院日所属的 C-AEP 条目类别(C 类为医疗服务,D 类为护理/生命支持服务,E 类为患者状况)进行分组,结果如图 5-2、图 5-3 以及图 5-4 所示。心脏科低住院天数组所需的护理/生命支持服务的占比明显少于其他两组,且两类服务分布较为平均,其中 C 类占 45.3%(标准误差[SE]=0.057),D 类占 52.4%($SE=0.057$);中等住院天数和高住院天数组的 C 类服务平均占比分别为 25.6%($SE=0.046$)和 18.0%($SE=0.039$),

D 类为 71.5%（$SE=0.047$）和 78.2%（$SE=0.038$）。 随着住院日增加，骨科所有住院天数组所需的医疗服务占比均呈递减趋势，而护理和生命支持服务的比例则递增，其 C 类和 D 类服务占比情况呈凸向原点的一条曲线。其中，低住院天数组的 C 类服务平均占比 50.7%（$SE=0.246$），D 类平均占比 49.1%（$SE=0.248$）；中等住院天数组 C 类服务平均占比 42.2%（$SE=0.206$），D 类平均占比 55.2%（$SE=0.194$）；高住院天数组

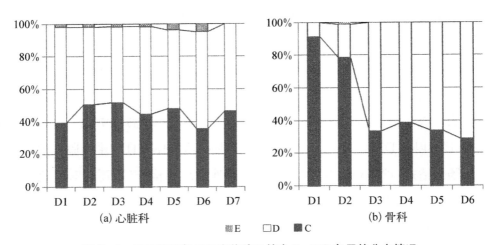

图 5-2　低住院天数组适宜住院日符合 C-AEP 条目的分布情况

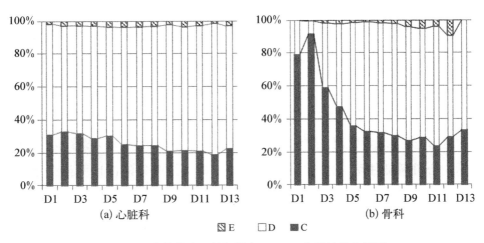

图 5-3　中等住院天数组符合 C-AEP 条目的分布情况

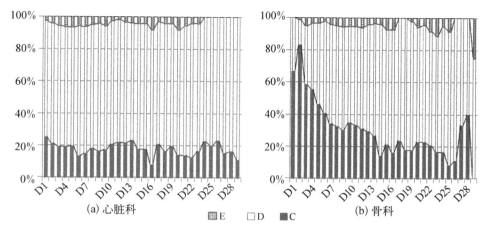

图 5 - 4 　高住院天数组符合 C - AEP 条目的分布情况

C 类服务平均占比 38.3%($SE=0.245$)，D 类 57.3%($SE=0.261$)。 从总体上来看，心脏科适宜住院日符合的 C - AEP 条目类别在入院后波动较小，其需要的医疗服务和护理/生命支持服务的占比也较为平均；而骨科在住院前期需要较多的医疗服务，随着诊疗的持续进行，患者所需的护理/生命支持服务逐渐增加，住院日越长，其所需要的护理/生命支持服务所占的比例越高。

　　2）不适宜住院日分布情况

　　对不同住院天数组别不适宜住院日分布的情况进行描述，结果如图 5 - 5、图 5 - 6 和图 5 - 7 所示。

　　可见，两科室不同住院日组别患者的不适宜住院日占比均在波动中呈现先递减后递增的规律分布。其中，心脏科低住院天数组不适宜住院日占比最高为第 6 天，为 48.4%；中等住院天数组出现在第 10 天（34.8%），高住院天数组出现在第 26 天（45.5%）。骨科所有组别的不适宜住院日占比最高均为第 1 天，占该住院日分别为 28.1%，83.1% 和 69.1%。排除第一天后，低住院天数组不适宜住院日占比最高在第 5 天（20.6%），中等住院天数组最高在第 13 天（43.8%），而高住院天数组在第 29 天（62.5%）。

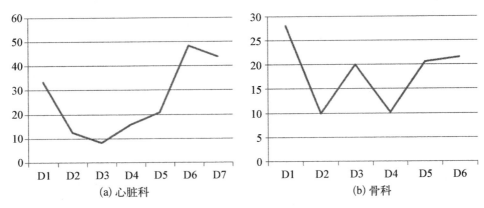

图 5-5　低住院天数组不适宜住院日的分布

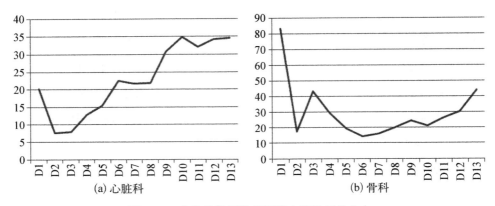

图 5-6　中等住院天数组不适宜住院日的分布

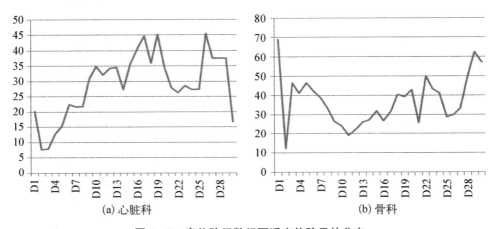

图 5-7　高住院天数组不适宜住院日的分布

5.2.4　不适宜住院日的相关因素分析

1) 变量赋值

运用多元回归分析对不适宜住院天数及不适宜住院天数占总住院日比例的相关因素进行分析,了解其主要相关因素。回归分析纳入变量情况及赋值情况如表 5-4 所示。其中年龄正态转换和入院适宜性研究一致,此处不做赘述。由于两科室不适宜住院天数、住院天数以及患者年龄的分布均为非正态,此处对心脏科不适宜住院天数进行对数转换;对骨科不适宜住院天数进行指数转换后再进行 Box-cox 转换,$\lambda = -0.18$,由于转换后与原指标的递增方向相反,对该值取负进行调整;对心脏科住院天数进行 Box-cox 转换($\lambda = 0.26$),对骨科住院天数进行 Box-cox 转换($\lambda = 0.12$);对心脏科和骨科住院费用进行 Box-cox 转换,λ 值分别为 0.38 和 0.28。

表 5-4　回归分析变量赋值情况

变量名	变量类型	变量赋值
不适宜住院天数*	连续变量	(心脏科)$IS = \log$(实际值) (骨科)$IS = -[exp$(实际值$)]^{\lambda}$ ($\lambda = -0.18$)
不适宜住院天数占比	连续变量	(心脏科)$ISP =$ 实际值 (骨科)$ISP =$ 实际值
性　别	分类变量	男$=1$,女$=0$
年　龄*	连续变量	(心脏科)$age = -0.149\,570 + 1.112\,60 \times Ln$((实际值$-$30.222 8)/(98.1431$-$实际值)) (骨科)$age =$ 实际值$^{\lambda}$ ($\lambda = 0.92$)
户籍所在地	分类变量	本地$=1$,外地$=0$
婚姻状况	分类变量	已婚$=1$,其他$=0$
就业状况 1	分类变量	在业$=1$,其他$=0$
就业状况 2	分类变量	离退休$=1$,其他$=0$
支付方式	分类变量	自费$=1$,其他$=0$

变量名	变量类型	变 量 赋 值
入院途径	分类变量	门诊＝1,其他＝0
入院次数	分类变量	再入院＝1,其他＝0
第一诊断1	分类变量	冠心病/骨折＝1,其他＝0
第一诊断2	分类变量	心肌梗死/肿瘤＝1,其他＝0
第一诊断3	分类变量	高血压/发炎与感染＝1,其他＝0
第一诊断4	分类变量	心律失常/损伤＝1,其他＝0
CCI 0	分类变量	"0"＝1,其他＝0
CCI 1	分类变量	"1"＝1,其他＝0
CCI 2	分类变量	"2"＝1,其他＝0
是否手术	分类变量	是＝1,否＝0
是否转科	分类变量	是＝1,否＝0
是否输血	分类变量	是＝1,否＝0
重症监护	分类变量	是＝1,否＝0
住院天数*	连续变量	(心脏科)$los=$ 实际值$^{\lambda}$($\lambda=0.26$) (骨科)$los=$ 实际值$^{\lambda}$($\lambda=0.12$)
住院费用*	连续变量	(心脏科)$exp=$ 实际值$^{\lambda}$($\lambda=0.38$) (骨科)$exp=$ 实际值$^{\lambda}$($\lambda=0.28$)

＊需进行正态转换的变量。

2) 不适宜住院天数的相关因素分析

两科室不适宜住院日的单因素分析结果如表5-5所示。从不同性别的不适宜住院日来看,两科室均没有显著差异;在心脏科单因素分析中年龄和不适宜住院天数呈负相关,而骨科呈正相关;不同婚姻状况的骨科住院患者,其不适宜住院天数的分布也显著不同($p=0.045<0.050$),其中已婚患者的不适宜住院天数中位数为3.0,而其他婚姻状况为2.0;两科室不同就业状况患者的不适宜住院天数分布无显著差异(心脏科 $p=0.890>0.050$,骨科 $p=0.092>0.050$);不同住院费用支付方式患者的不适宜住院天数分布有显著差异（心脏科 $p=0.000 < 0.050$，骨科 $p=0.036 < 0.050$）；心脏科不同入院途径的患者不适宜住院天数分布有显著差异（$p=0.003 < 0.050$）；骨科不同入院次数的患者不适宜住院天数的分布有显著差异（$p=0.011 < 0.050$）；骨科不同第一诊断的患者不适宜住院天数的分布不同（$p < 0.001$），其中第一诊断为肿瘤的患者不适宜住院天数的中位数低于其他组别；不同查尔森合并症指数的骨科患者不适宜住院天数的分布有显著差异（$p=0.023 < 0.050$）；骨科手术患者的不适宜住院天数中位数高于非手术患者（$p=0.001 < 0.050$）、转科患者高于非转科患者（$p=0.008 < 0.050$）；输血患者高于非输血患者（$p < 0.001$）；心脏科患者是否手术、是否转科以及是否输血对不适宜住院天数的分布没有显著影响；不同住院天数患者的不适宜住院日天数分布也存在显著差异，其中心脏科斯皮尔曼相关系数为 $0.338(p < 0.001)$，骨科为 $0.646(p < 0.001)$。

表 5-5　不适宜住院日单因素分析结果

变　　量	心　脏　科			骨　　科		
	n^*	IS^{**}	p	n	IS	p
性别	（缺失=1）			（缺失=10）		
男	245	1.0	0.359	210	2.0	0.280
女	97	1.0		243	3.0	
年　　龄	−0.125		0.032	0.226		<0.001
婚姻状况	（缺失=5）			（缺失=5）		
已婚	330	1.0	0.853	394	3.0	0.045
其他	8	1.0		64	2.0	
就业状况	（缺失=81）			（缺失=46）		
在业	65	1.0		149	2.0	
离退休	190	1.0	0.890	213	3.0	0.092
无业或失业	7	1.0		55	2.0	

续　表

变　量	心　脏　科			骨　科		
	n^*	IS^{**}	p	n	IS	p
户籍所在地	（缺失＝8）			（缺失＝7）		
本地	249	1.0	＜0.001	309	3.0	0.985
外地	86	3.0		147	3.0	
支付方式	（缺失＝2）					
医保	207	1.0	＜0.001	271	2.0	0.036
自费	134	3.0		192	3.0	
入院途径	（缺失＝15）			（缺失＝2）		
门诊	159	1.0	0.003	247	3.0	0.809
急诊/其他医疗机构	169	1.0		214	3.0	
入院次数	（缺失＝5）			（缺失＝3）		
首次入院	245	1.0	0.511	318	3.0	0.011
再入院	93	1.0		142	2.0	
第一诊断	（缺失＝11）					
冠心病/骨折	185	1.0		194	3.0	
心肌梗死/肿瘤	61	1.0		52	1.0	
高血压/发炎与感染	25	1.0	0.413	27	3.0	＜0.001
心律失常/损伤	19	2.0		26	3.0	
其他	42	1.0		164	3.0	
CCI 分值						
CCI 为 0	90	1.0		228	2.0	
CCI 为 1	144	1.0	0.497	167	3.0	0.023
CCI 为 2	65	1.0		48	4.0	
CCI≥3	44	1.0		20	3.0	
是否手术	（缺失＝3）			（缺失＝1）		
是	300	1.0	0.975	397	3.0	0.001
否	40	1.0		65	2.0	

续　表

变　量	心　脏　科			骨　科		
	n^*	IS^{**}	p	n	IS	p
是否转科	（缺失＝2）			（缺失＝1）		
是	47	2.0	0.112	6	7.0	0.008
否	294	1.0		456	3.0	
是否输血				（缺失＝1）		
是	12	3.0	0.169	53	5.0	＜0.001
否	331	1.0		409	2.0	
重症监护				（缺失＝1）		
是	96	1.0	0.121	6	3.0	0.885
否	247	1.0		456	3.0	
住院天数	0.338		＜0.001	0.646		＜0.001

* n 为斯皮尔曼相关系数（$Spearman\ correlation$）；** IS，不适宜住院天数中位数。

由于以上单因素分析是基于变量偏离正态分布的情况进行的，在对连续变量进行正态转换后进行单因素分析，心脏科单因素分析统计结果显著（$p < 0.20$）的变量为年龄（皮尔逊相关系数［$Pearson\ correlation$］＝0.098，$p = 0.070$）、户籍所在地（$t = 6.079$，$p < 0.001$）、支付方式（$t = 6.921$，$p < 0.001$）、入院途径（$t = 1.772$，$p = 0.077$）、第一诊断 2（$t = 2.201$，$p = 0.028$）、第一诊断 4（$t = -1.518$，$p = 0.130$）、是否转科（$t = 2.319$，$p = 0.021$）、是否输血（$t = 2.064$，$p = 0.040$）、住院天数（$Pearson\ correlation = 0.427$，$p < 0.001$）；骨科为年龄（$Pearson\ correlation = 0.227$，$p < 0.001$）、婚姻状况 1（$t = 2.019$，$p = 0.044$）、支付方式（$t = 3.650$，$p < 0.001$）、入院次数（$t = -2.869$，$p = 0.004$）、第一诊断 1（$t = 2.505$，$p = 0.013$）、第一诊断 2（$t = -3.541$，$p < 0.001$）、CCI0（$t = -2.870$，$p = 0.004$）、CCI2（$t = 1.933$，$p = 0.054$）、是否手术（$t = 2.901$，$p = 0.004$）、是否转科（$t = 2.773$，$p = 0.006$）、是否输血（$t = $

4.683，$p < 0.001$)、住院天数($Pearson\ correlation = 0.693$，$p < 0.001$)。将单因素分析(参数检验)中统计学差异显著的变量纳入回归模型，心脏科多元回归的结果如表 5-6 所示。回归模型决定系数($R\text{-}square$)= 0.368，调整后的决定系数($adjusted\ R\text{-}square$)= 0.354，$F = 4.958$，$p = 0.027$。与心脏科不适宜住院天数显著相关的因素有住院天数、户籍所在地、入院途径、支付方式、年龄、第一诊断心肌梗死、是否转科。可见，住院天数长、外地户籍、再入院以及自费患者的不适宜住院天数更多，而年长、心肌梗死患者和转科患者的不适宜住院日较其他组别更少。

表 5-6 心脏科不适宜住院天数相关因素的多元回归结果

变 量	$Beta^*$	SE^{**}	$standard\ Beta^{***}$	p
(常数项)	−0.995	0.113	—	<0.001
住院天数	0.633	0.062	0.511	<0.001
户籍所在地	0.134	0.047	0.185	0.004
入院途径	0.111	0.030	0.176	<0.001
支付方式	0.107	0.040	0.166	0.008
年 龄	−0.037	0.015	−0.119	0.012
第一诊断 2	−0.094	0.039	−0.117	0.017
是否转科	−0.102	0.046	−0.112	0.027

* $Beta$，回归系数；** SE，标准误差；*** $standard\ Beta$，标准化回归系数。

骨科的多元回归结果如表 5-7 所示。回归模型 R-square 为 0.483，调整后的 R-square 为 0.477，$F = 75.387$，$p < 0.001$。通过分析发现，与不适宜住院天数显著相关的因素有住院天数、住院费用支付方式、是否手术、第一诊断(肿瘤)以及年龄。住院天数多、自费、年长的患者不适宜住院日更多，而手术和肿瘤患者的不适宜住院日较少。

表 5-7　骨科不适宜住院日天数相关因素的多元回归结果

变　量	Beta*	SE**	standard Beta***	p
（常数项）	−3.099	0.143	—	<0.001
住院天数	1.920	0.121	0.663	<0.001
支付方式	0.115	0.022	0.211	<0.001
是否手术	−0.133	0.032	−0.175	<0.001
第一诊断 2	−0.096	0.036	−0.110	0.008
年　龄	0.002	0.001	0.084	0.047

* Beta，回归系数；** SE，标准误差；*** standard Beta，标准化回归系数。

3）不适宜住院日占比的相关因素分析

对不适宜住院日占比与相关变量间的关系进行单因素和多因素分析，多因素分析结果分别如表 5-8 和表 5-9 所示。其中，在单因素分析中与心脏科不适宜住院日占比相关显著的变量有年龄（$Pearson\ correlation = -0.207$，$p < 0.001$）、户籍所在地（$t = 7.779$，$p < 0.001$）、住院费用支付方式（$t = 8.482$，$p < 0.001$）、第一诊断 2（$t = -3.855$，$p < 0.001$）、CCI0（$t = 1.565$，$p = 0.118$）；在单因素分析中与骨科不适宜住院日占比相关显著的变量有户籍所在地（$t = 1.597$，$p = 0.111$）、支付方式（$t = 4.315$，$p < 0.001$）、第一诊断 2（$t = -1.990$，$p = 0.047$）、第一诊断 3（$t = 1.320$，$p = 0.188$）、第一诊断 4（$t = 1.386$，$p = 0.166$）、是否手术（$t = -4.595$，$p < 0.001$）、是否转科（$t = 1.386$，$p = 0.166$）、住院天数（$Pearson\ correlation = 0.079$，$p = 0.090$）。从多元回归的结果来看，住院费用自费、年龄较低、第一诊断为非心肌梗死、外地、未转科、无合并症患者的心脏科住院患者的不适宜住院日比例较高；而骨科住院患者中未进行手术、第一诊断不是肿瘤、住院费用自费以及住院天数多的患者的不适宜住院日占比较高。

表 5-8　心脏科不适宜住院日占比的相关因素分析

变量	Beta*	SE**	standard Beta***	p
（常数项）	0.157	0.014	—	＜0.001
支付方式	0.101	0.024	0.265	＜0.001
第一诊断 2	−0.093	0.023	−0.193	＜0.001
户籍所在地	0.112	0.028	0.262	0.008
是否转科	−0.103	0.027	−0.188	＜0.001
CCI0	0.045	0.021	0.107	0.024

* Beta,回归系数；** SE,标准误差；*** standard Beta,标准化回归系数。

表 5-9　骨科不适宜住院日占比的相关因素分析

变量	Beta*	SE**	standard Beta***	p
（常数项）	−0.022	0.124	—	0.856
是否手术	−0.187	0.028	−0.342	＜0.001
第一诊断 2	−0.144	0.030	−0.236	＜0.001
支付方式	0.086	0.017	0.222	＜0.001
住院天数	0.339	0.100	0.164	0.001

* Beta,回归系数；** SE,标准误差；*** standard Beta,标准化回归系数。

5.2.5　住院日适宜性与入院适宜性

多数研究认为,入院适宜性和住院日适宜性是高度正相关的,不适宜入院患者的不适宜住院日也更长[49,57,79,81]。但实际上,从评价指标上来看,入院适宜性和住院日适宜性的相关性可能更为复杂,这体现在两个方面。首先,对于可在较低级别医疗机构/门诊完成诊疗的不适宜入院,此类入院的患者本身病情较轻、需要的服务强度和密度都较小,其不适宜住院日可能较长;其次,对于在相关诊疗展开前入院的患者,其不适宜住院日和入院的适宜性相关性可能较小,这是因为医方在收治患者后,仍需对其进行相应的医疗和护理/生命支持服务,患者状况也较第一种情况更为复杂。如患者由于盆骨骨折无法自主行动入院,属于适宜入院的情况,符合的 C-AEP 入院条目为 A5(见表 3-5),但实际上患者入院后医方却没有能够及时开展手术相关诊疗,那么就产生了不适宜住院日;又如某患者入院时被评价为不适宜入院,其症状和服务内容均可在门诊完成,但在患者收治入院后,医方对其及时进行了治疗,那么就并未产生不适宜住院日。可见,在我国自由就医的情况下,由于不适宜入院的原因不同,入院和住院日的适宜性要较国外的研究结果更为复杂。

对本研究样本病案的入院适宜性评价与不适宜住院天数进行曼-惠特尼 U 检验,心脏科 $p=0.896>0.050$,骨科 $p=0.491>0.050$。可见在本研究的样本中,2 个科室适宜和不适宜入院患者的不适宜住院日的分布没有显著差异。

5.2.6　不适宜住院日与医疗质量

选取并发症情况(过程质量)和出院转归(结果质量)作为本研究的主要质量指标,分别进行 Logistic 危险因素分析,变量赋值情况如表 5-10 所示。与在入院适宜性中的赋值情况类似,由于病种类型原因(心血管疾病往往由慢性病引起),心脏科治愈患者较少,且出院转归为较为主观判断的指标,在赋值时将治愈患者和好转患者予以合并更为合理。通过 Logistic 回归结果发现,心脏科和骨科患者的治愈/好转情况与不适宜住院天数相关性均不显著。而过程质量的 Logistic 回归结果则显示(见表 5-11),不适宜住院天数越多的患者,并发症发生的概率越高,其中心脏科不适宜住院日的 OR 值为 1.513(95% $CI=$ 1.127~2.031),骨科为 1.716(95% $CI=0.237~12.429$)(见表 5-11)。此外,心脏科第一诊断为心肌梗死、接受了重症监护的患者的并发症发生率较高;骨科接受了重症监护、实施了输血治疗、年龄较大的患者并发症发生率较高。

表 5－10　质量指标赋值情况

变 量 名	变量类型	赋 值 情 况
并发症情况	分类变量	有＝1,无＝0
出院转归	分类变量	治愈/好转＝1,其他＝0

表 5－11　过程质量指标的 Logistic 回归结果

变 量	Beta *	SE **	OR ***	95% CI ****	p
心脏科					
重症监护	1.352	0.302	3.864	2.136～6.989	＜0.001
第一诊断 2	0.810	0.341	2.249	1.153～4.384	0.017
入院途径	−1.688	0.370	0.185	0.090～0.382	＜0.001
不适宜住院天数	0.414	0.150	1.513	1.127～2.031	0.006
骨　科					
重症监护	2.918	0.914	18.500	3.084～110.983	0.001
是否输血	1.856	0.562	6.339	2.128～19.239	0.001
不适宜住院天数	0.540	1.010	1.716	0.237～12.429	0.186
年　龄	0.030	0.023	1.031	0.986～1.078	0.186
第一诊断 1	−0.999	0.658	0.368	0.101～1.339	0.129
CCI0	−1.295	0.658	0.274	0.075～0.995	0.049

* Beta,回归系数; ** SE,标准误差;OR,比值比;95% CI,95%置信区间。

在本研究中结果质量与不适宜住院天数没有显著相关的主要原因可能是样本医院为三级甲等医院,对医疗和护理操作的要求较为严谨和严格,医疗技术较高,因而即使发生对患者健康有负面影响的事件仍能较好地进行治疗以达到既定的健康水平。但这同时也可能意味着三级甲等医院的不适宜住院日产生的住院费用较高,这个问题将在本章的住院费用部分进行讨论。

5.3 住院费用支付方式与住院日适宜性

5.3.1 研究假设

根据本章5.2.4的实证研究结果可以发现,支付方式对不适宜住院日长有显著影响,而不适宜住院日的增加则必定意味着住院日长的增加。另外,不适宜住院日长对住院费用也有着直接影响。因此,可建立两条路径,如图5-8所示。

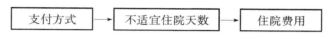

图5-8 不适宜住院日的路径分析示意图

正如绪论中所述,住院日长和住院费用支付方式一般而言为住院费用的主要影响因素,因此,可建立如下两条路径,如图5-9所示。

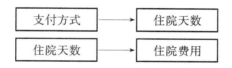

图5-9 住院费用的路径分析示意图

根据上述分析可初步建立如图5-10所示的路径模型,并对其做出如下假设:路径1(支付方式→不适宜住院日)、路径2(不适宜住院天数→住院天数)、路径3(住院天数→住院费用)、路径4(住院费用支付方

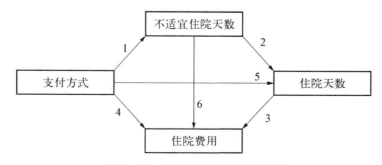

图5-10 完整路径分析模型图示

式→住院费用)、路径 5(住院费用支付方式→住院天数)的路径系数为正,而路径 6(不适宜住院日→住院费用)的直接路径系数小于或等于 0(因不适宜住院日费用一般较适宜住院日低),但其总效应为正。

5.3.2　路径分析结果

1)心脏科路径分析结果

首先对路径分析的 3 个主要内因变量(不适宜住院天数、住院天数和住院费用)进行单因素和多因素分析。心脏科住院天数的单因素和多因素分析结果分别如表 5-12 和表 5-13 所示。在单因素分析中,与心脏科住院天数显著相关的变量有年龄($t = 0.136$,$p = 0.012$)、婚姻状况($t = -1.699$,$p = 0.090$)、支付方式($t = 1.509$,$p = 0.132$)、入院途径($t = -3.899$,$p < 0.001$)、入院次数($t = -3.899$,$p < 0.001$)、第一诊断 2($t = 2.261$,$p = 0.024$)、第一诊断 3($t = 0.410$,$p = 0.083$)、CCI 0($t = -3.331$,$p = 0.001$)、是否转科($t = 5.427$,$p < 0.001$)、是否输血($t = 3.086$,$p = 0.002$)、重症监护($t = 1.720$,$p = 0.086$)、不适宜住院天数($t = 0.427$,$p < 0.001$)。心脏科住院天数的多因素分析结果显示,不适宜住院天数($Beta = 0.366$,$p < 0.001$)、是否转科($Beta = 0.184$,$p < 0.001$)、入院途径($Beta = -0.098$,$p < 0.001$)、年龄($Beta = 0.036$,$p = 0.002$)以及第一诊断 2($Beta = 0.087$,$p = 0.006$)与心脏科住院天数相关性显著。

表 5-12　心脏科住院天数单因素分析结果

变　　量	t^*	p	变　　量	t	p
性　　别	0.578	0.564	就业状况 2	0.102	0.919
年　　龄	(0.136)	0.012	户籍所在地	0.017	0.986
婚姻状况	−1.699	0.090	支付方式	1.509	0.132
就业状况 1	−0.164	0.870	入院途径	−3.899	<0.001

续　表

变　量	t^*	p	变　量	t	p
入院次数	-2.303	0.022	CCI2	0.924	0.356
第一诊断 1	0.354	0.723	是否手术	0.453	0.651
第一诊断 2	2.261	0.024	是否转科	5.427	<0.001
第一诊断 3	-1.738	0.083	是否输血	3.086	0.002
第一诊断 4	0.410	0.682	重症监护	1.720	0.086
CCI0	-3.331	0.001	并发症	2.949	0.003
CCI1	0.024	0.981	不适宜住院天数	(0.427)	<0.001

$*t$ 为皮尔逊相关系数（Pearson correlation coefficient）。

表 5 - 13　心脏科住院天数的多因素分析结果

变　量	$Beta^*$	SE^{**}	$standard\ Beta^{***}$	p
（常数项）	1.707	0.021	—	<0.001
不适宜住院天数	0.366	0.038	0.458	<0.001
是否转科	0.184	0.034	0.255	<0.001
入院途径	-0.098	0.024	-0.195	<0.001
年　龄	0.036	0.012	0.147	0.002
第一诊断 2	0.087	0.031	0.134	0.006

$* Beta$，回归系数；$** SE$，标准误差；$*** standard\ Beta$，标准化回归系数。

心脏科住院费用单因素和多因素分析结果分别见表 5 - 14 和表 5 - 15。在单因素分析中对与住院费用显著相关的变量有性别（$t=2.838$，$p=0.005$）、就业状况 1（$t=1.766$，$p=0.079$）、户籍所在地（$t=2.947$，$p=0.003$）、住院费用支付方式（$t=4.781$，$p<0.001$）、入院途径（$t=-3.167$，$p=0.002$）、入院次数（$t=-2.670$，$p=0.008$）、第一诊断 1（$t=3.316$，$p=0.001$）、第一诊断 2（$t=3.744$，$p<0.001$）、第一诊断 3（$t=-6.281$，$p<0.001$）、第一诊断 4（$t=-2.479$，$p=0.014$）、CCI 0（$t=-2.601$，$p=0.010$）、CCI 2（$t=1.777$，$p=0.077$）、是否手术（$t=$

8.345，$p < 0.001$）、是否转科（$t = 2.926$，$p = 0.004$）、重症监护（$t = 2.255$，$p = 0.025$）、并发症情况（$t = 1.290$，$p = 0.198$）、住院天数（$t = 0.253$，$p < 0.001$）。从多因素分析的结果来看，手术（$Beta = 15.472$，$p < 0.001$）、自费（$Beta = 7.573$，$p < 0.001$）、重症监护（$Beta = 3.542$，$p = 0.047$）、住院天数多（$Beta = 6.302$，$p = 0.034$）以及男性患者（$Beta = 3.369$，$p = 0.041$）的住院费用更高；而第一诊断为慢性病（高血压）（$Beta = -9.739$，$p = 0.002$）、门诊入院（$Beta = -2.902$，$p = 0.040$）、合并症指数为 0（$Beta = -4.097$，$p = 0.018$）的患者住院费用较低。

表 5 - 14　心脏科住院费用单因素分析结果

变　量	t^*	p	变　量	t	p
性　别	2.838	0.005	第一诊断 4	−2.479	0.014
年　龄	−0.071	0.202	CCI0	−2.601	0.010
婚姻状况	1.356	0.176	CCI1	0.973	0.331
就业状况 1	1.766	0.079	CCI2	1.777	0.077
就业状况 2	−1.629	0.105	是否手术	8.345	<0.001
户籍所在地	2.947	0.003	是否转科	2.926	0.004
支付方式	4.781	<0.001	是否输血	0.155	0.877
入院途径	−3.167	0.002	重症监护	2.255	0.025
入院次数	−2.670	0.008	并发症	1.290	0.198
第一诊断 1	3.316	0.001	不适宜住院天数	0.045	0.422
第一诊断 2	3.744	<0.001	住院天数	0.253	<0.001
第一诊断 3	−6.281	<0.001			

＊t 为皮尔逊相关系数（Pearson correlation coefficient）。

表 5 - 15　心脏科住院费用的多因素分析结果

变　量	$Beta^*$	SE^{**}	$standard\ Beta^{***}$	p
（常数项）	21.988	6.141	—	<0.001
是否手术	15.472	2.748	0.334	<0.001

续　表

变　量	$Beta^{*}$	SE^{**}	$standard\ Beta^{***}$	p
支付方式	7.573	1.677	0.241	<0.001
第一诊断 3	−9.739	3.052	−0.186	0.002
入院途径	−2.902	1.594	−0.101	0.040
CCI0	−4.097	1.718	−0.126	0.018
重症监护	3.542	1.773	0.110	0.047
住院天数	6.302	2.955	0.115	0.034
性别	3.369	1.636	0.107	0.041

* $Beta$,回归系数;** SE,标准误差;*** $standard\ Beta$,标准化回归系数。

根据本研究基本模型和实证研究结果,建立路径图如图 5 - 11 所示（此处为便于观察,未将外生变量间路径标出）。模型 $\chi^2 = 41.436$,自由

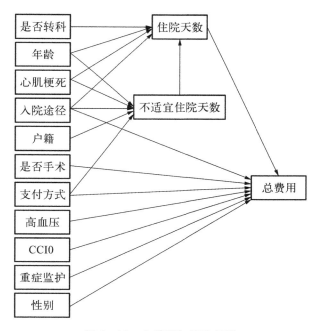

图 5 - 11　心脏科初始路径图

度 $df=18$，$\chi^2/df=2.302$，$RMSEA$ 为 0.061，GFI 为 0.970，CN 值为 239。虽然该模型总体拟合情况较好，但共有 4 个回归系数以及 29 个协方差检验结果不显著，需予以调整。需要调整路径分别为"户籍→不适宜住院天数"（估计系数为 0.095，$p=0.058$）、"入院途径→不适宜住院天数"（估计系数为 0.050，$p=0.138$）、"年龄→不适宜住院天数"（估计系数为—0.001，$p=0.589$）以及"第一诊断 2（心肌梗死）→不适宜住院天数"（估计系数为—0.053，$p=0.277$）。

根据上述路径分析结果，对原模型进行调整，调整后的路径模型如图 5－12 所示，共有 17 个回归系数，其中固定路径 3 个，待估计的路径 14 个。调整后的模型拟合情况统计量结果如表 5－16 所示，$\chi^2=97.456$，自由度 $df=48$，$\chi^2/df=2.030$，$RMSEA$ 为 0.055＜0.100，CFI 为 0.915＞0.900，CN 值为 229＞200，各项指标均表示该路径模型拟合情况良好。路径分析的最大似然估计结果如表 5－17 所示。其中，对住院费用有直

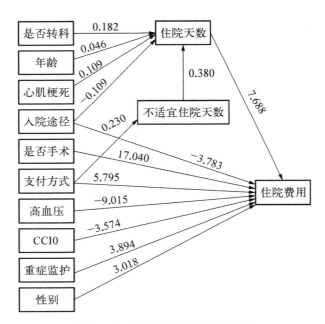

图 5－12　调整后的心脏科路径图

接影响的路径有 8 条,分别是"支付方式→住院费用"(估计系数为 5.795,$p < 0.001$)、"住院天数→住院费用"(估计系数为 7.688,$p = 0.002 < 0.050$)、"入院途径→住院费用"(估计系数为 -3.783,$p = 0.009 < 0.050$)、"性别→住院费用"(估计系数为 3.018,$p = 0.035 < 0.050$)、"重症监护→住院费用"(估计系数为 3.894,$p = 0.013 < 0.050$)、"CCI 0→住院费用"(估计系数为 -3.574,$p = 0.016 < 0.050$)、"第一诊断 3→住院费用"(估计系数为 -9.015,$p = 0.001 < 0.050$)、"是否手术→住院费用"(估计系数为 17.040,$p < 0.001$),即自费、住院天数长、非门诊入院(急诊/其他医疗机构抓入)、男性、实施了重症监护、有合并症、第一诊断非高血压、实施了手术对住院费用产生正向影响。在调整模型后,仅有支付方式对不适宜住院天数产生直接影响,其路径系数为 0.230,$p < 0.001$。

表 5 - 16　心脏科模型拟合情况

统　计　量	结　　果	统　计　量	结　　果
df	48	CFI	0.915
χ^2	97.456	$RMSEA$	0.055
χ^2/df	2.030	CN	229

表 5 - 17　心脏科路径系数的最大似然估计

路　　　　　径		系　　数		p
		estimate coefficient[*]	SE[**]	
支付方式	→ 不适宜住院天数	0.230	0.033	<0.001
支付方式	→ 住院费用	5.795	1.360	<0.001
住院天数	→ 住院费用	7.688	2.521	0.002
入院途径	→ 住院费用	-3.783	1.448	0.009
性　别	→ 住院费用	3.018	1.435	0.035
重症监护	→ 住院费用	3.894	1.569	0.013

续　表

路　　　　径	系　　数		p
	*estimate coefficient**	*SE***	
CCI0　　　→　　　住院费用	−3.574	1.484	0.016
第一诊断 3　　→　　　住院费用	−9.015	2.784	0.001
是否手术　　→　　　住院费用	17.040	2.292	<0.001
不适宜住院天数　→　　住院天数	0.380	0.037	<0.001
入院途径　　→　　　住院天数	−0.109	0.025	<0.001
第一诊断 2　　→　　　住院天数	0.109	0.032	<0.001
年　　龄　　→　　　住院天数	0.046	0.012	<0.001
是否转科　　→　　　住院天数	0.182	0.034	<0.001

*　*estimated coefficient*，估计系数；**　*SE*，标准误差。

心脏科路径分析的各项效果值如表 5 - 18 所示。对住院费用总效果最大的为是否手术(0.377)，依次排列为支付方式(0.217)、第一诊断3(−0.165)、入院途径(−0.160)、住院天数(0.144)、重症监护(0.120)、性别(0.095)、不适宜住院天数(0.064)、CCI 0(−0.108)、是否转科(0.033)、年龄(0.025)以及第一诊断 2(0.022)。其中不适宜住院天数对住院天数的路径系数为 0.445，$p < 0.001$。 在心脏科路径回归模型中，不适宜住院天数对住院费用的直接路径不显著，但其对住院费用的间接效果显著，其标准化后的总效果值为 0.064。

表 5 - 18　心脏科路径标准化后的各项效果值

路　　　　径	直接效果	间接效果	总效果
支付方式　　→　　不适宜住院天数	0.352	—	0.352
不适宜住院天数　→　　住院费用	—	0.064	0.064
住院天数　　→　　　住院费用	0.144	—	0.144
支付方式　　→　　　住院费用	0.195	0.023	0.217

续 表

路　　　　　　径			直接效果	间接效果	总效果
入院途径	→	住院费用	−0.131	−0.029	−0.160
年　龄	→	住院费用	——	0.025	0.025
第一诊断 2	→	住院费用	——	0.022	0.022
是否转科	→	住院费用	——	0.033	0.033
性　别	→	住院费用	0.095	——	0.095
重症监护	→	住院费用	0.120	——	0.120
CCI 0	→	住院费用	−0.108	——	−0.108
第一诊断 3	→	住院费用	−0.165	——	−0.165
是否手术	→	住院费用	0.377	——	0.377
不适宜住院天数	→	住院天数	0.445	——	0.445
支付方式	→	住院天数	——	0.157	0.157
入院途径	→	住院天数	−0.201	——	−0.201
年　龄	→	住院天数	0.171	——	0.171
第一诊断 2	→	住院天数	0.155	——	0.155
是否转科	→	住院天数	0.232	——	0.232

以上均为将连续变量进行正态转换后所得的结果,按照变量原值带入路径分析模型后,可以进行粗略估计,每增加一个不适宜住院日,对应住院费用的路径系数(未标准化的)为 1 223.685。由于此期间不适宜住院日的天数为 753 天,由此可推测,该期间由于内部因素引起的不适宜住院日带来的住院资源的浪费约为 921 435 元。按照该科室平均住院费用 33 884.22 元的标准,这部分资源还可用于 27 名患者的诊治,并提供约 753 天的适宜住院日。

2) 骨科路径分析结果

对骨科患者住院天数进行单因素分析和多因素分析,结果分别如

表 5-19 和表 5-20 所示。单因素分析中显著的变量有性别($t=$ -2.111，$p=0.035$)、年龄(Pearson correlation $=0.639$，$p<0.001$)、婚姻状况($t=3.344$，$p=0.001$)、就业状况 1($t=1.844$，$p=0.160$)、就业状况 2($t=5.878$，$p<0.001$)、入院次数($t=-1.590$，$p=0.112$)、第一诊断 1($t=5.046$，$p<0.001$)、第一诊断 2($t=-5.026$，$p<0.001$)、CCI 0 ($t=-4.241$，$p<0.001$)、CCI 1($t=1.317$，$p=0.188$)、CCI 2($t=3.087$，$p=0.002$)、是否手术($t=9.920$，$p<0.001$)、是否转科($t=2.379$，$p=0.018$)、是否输血($t=8.463$，$p<0.001$)、重症监护($t=2.312$，$p=0.021$)、并发症($t=3.292$，$p=0.001$)、不适宜住院天数(*Pearson correlation* 为 0.639，$p<0.001$)。多因素分析模型的 R-square 为 0.599，调整后的 R-square 为 0.592，ANOVA 残差分析 $F=85.400$，$p<0.001$。进入最终回归模型的变量有不适宜住院天数(标准化回归系数[standard Beta]$=0.547$，$p<0.001$)、手术(standard Beta $=0.279$，$p<0.001$)、输血(*standard Beta* $=0.184$，$p<0.001$)、骨折(*standard Beta* $=0.124$，$p<0.001$)、并发症(*standard Beta* $=0.070$，$p=0.031$)、年龄(*standard Beta* $=0.074$，$p=0.035$)和入院次数(*standard Beta* $=0.070$，$p=0.038$)。从多元回归结果可以看出，不适宜住院天数多、接受了手术、接受了输血、第一诊断为骨折、在诊疗期间有并发症发生、年长、再入院的患者住院日较长。

表 5-19 骨科住院天数单因素分析结果

变 量	t^*	p	变 量	t	p
性 别	-2.111	0.035	户籍所在地	1.193	0.232
年 龄	(0.639)	<0.001	支付方式	-0.099	0.921
婚姻状况	3.344	0.001	入院途径	-0.498	0.619
就业状况 1	1.844	0.16	入院次数	-1.590	0.112
就业状况 2	5.878	<0.001	第一诊断 1	5.046	<0.001

续　表

变　量	t^*	p	变　量	t	p
第一诊断 2	−5.026	<0.001	是否手术	9.920	<0.001
第一诊断 3	−0.714	0.475	是否转科	2.376	0.018
第一诊断 4	−0.235	0.815	是否输血	8.463	<0.001
CCI 0	−4.241	<0.001	重症监护	2.312	0.021
CCI 1	1.317	0.188	并发症	3.292	0.001
CCI 2	3.087	0.002	不适宜住院天数	(0.639)	<0.001

* t 为皮尔逊系数(Pearson correlation coefficient)。

表 5 - 20 　骨科住院天数多因素分析

变　量	$Beta^*$	SE^{**}	$standard\ Beta^{***}$	p
(常数项)	1.314	0.015	—	<0.001
不适宜住院天数	0.189	0.011	0.547	<0.001
手　术	0.073	0.009	0.279	<0.001
输　血	0.052	0.009	0.184	<0.001
骨　折	0.023	0.007	0.124	<0.001
并发症	0.038	0.018	0.070	0.031
年　龄	0.001	0.000	0.074	0.035
入院次数	0.014	0.007	0.070	0.038

* $Beta$,回归系数;** SE ,标准误差;*** $standard\ Beta$,标准化回归系数。

　　对骨科患者的住院费用进行单因素和多因素分析,结果分别如表 5 - 21 和表 5 - 22 所示。单因素分析中,与骨科住院费用显著相关的变量有性别($t = -4.180$, $p < 0.001$)、年龄($Pearson\ correlation = 0.347$, $p < 0.001$)、婚姻状况($t = 4.914$, $p < 0.001$)、就业状况 1($t = -3.972$, $p < 0.001$)、就业状况 2($t = 6.622$, $p < 0.001$)、户籍所在地($t = -1.779$, $p = 0.076$)、入院次数($t = -2.622$, $p = 0.009$)、第一诊断 1($t = 3.200$, $p = 0.001$)、第一诊断 2($t = -5.576$, $p < 0.001$)、第一诊断 3($t = -2.491$,

$p = 0.013$)、第一诊断 4($t = 3.158$，$p = 0.002$)、CCI 0($t = -4.519$，$p < 0.001$)、CCI 1($t = 2.756$，$p = 0.006$)、CCI 2($t = 1.805$，$p = 0.072$)、是否手术($t = 13.072$，$p < 0.001$)、是否转科($t = 2.120$，$p = 0.035$)、是否输血($t = 6.209$，$p < 0.001$)、重症监护($t = 1.539$，$p = 0.125$)、不适宜住院天数($Pearson\ correlation = 0.241$，$p < 0.001$)以及住院天数($Pearson\ correlation = 0.639$，$p < 0.001$)。在多因素分析中显著的变量有住院天数($standard\ Beta = 0.439$，$p < 0.001$)、手术($standard\ Beta = 0.323$，$p < 0.001$)、年龄($standard\ Beta = 0.149$，$p < 0.001$)、不适宜住院天数($standard\ Beta = -0.112$，$p = 0.024$)。其中住院天数多、接受了手术、年长的患者住院费用高，而不适宜住院天数多的患者住院费用低。但此时尚不能对不适宜住院天数对住院费用的影响做出结论，这是由于多元回归模型仅考察了直接效应，而根据本研究的基本模型，不适宜住院日还通过住院天数造成影响，对其间接效应和总效应还需要建立路径模型做进一步的探讨。

表 5-21　骨科住院费用的单因素分析结果

变　　量	t^*	p	变　　量	t	p
性　　别	-4.180	<0.001	第一诊断 4	3.158	0.002
年　　龄	0.347	<0.001	CCI 0	-4.519	<0.001
婚姻状况 1	4.914	<0.001	CCI 1	2.756	0.006
就业状况 1	-3.972	<0.001	CCI 2	1.805	0.072
就业状况 2	6.622	<0.001	是否手术	13.072	<0.001
户籍所在地	-1.779	0.076	是否转科	2.120	0.035
支付方式	-0.653	0.514	是否输血	6.209	<0.001
入院途径	0.251	0.802	重症监护	1.539	0.125
入院次数	-2.622	0.009	并发症	0.750	0.454
第一诊断 1	3.200	0.001	不适宜住院天数	(0.241)	<0.001
第一诊断 2	-5.576	<0.001	住院天数	(0.639)	<0.001
第一诊断 3	-2.491	0.013			

＊t 为皮尔逊相关系数(Pearson correlation coefficient)。

表5-22 骨科住院费用的多因素分析结果

变 量	Beta*	SE**	standard Beta***	p
（常数项）	−26.983	4.657	—	<0.001
住院天数	27.459	3.445	0.439	<0.001
是否手术	5.307	0.685	0.323	<0.001
年 龄	0.066	0.018	0.149	<0.001
不适宜住院天数	−2.423	1.072	−0.112	0.024

* Beta, 回归系数; ** SE, 标准误差; *** standard Beta, 标准化回归系数。

结合研究假设以及上述单因素分析的结果,可初步建立非递归路径图,如图5-13所示。模型$\chi^2=131.119$,自由度$df=16$,$\chi^2/df=8.195$,RMSEA为0.125,CFI为0.899,CN值为93,拟合情况不佳,没有达到本研究采纳的拟合状况标准,需要对最大似然估计路径系数和协方差分析中不显著的路径和相关关系予以调整。

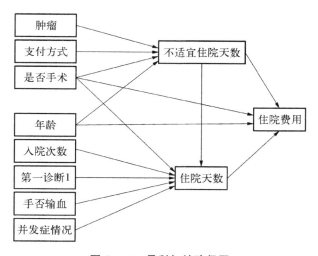

图5-13 骨科初始路径图

根据上述路径分析结果,对原模型进行调整,调整后的路径模型共有15个回归系数,其中固定路径3个,待估计的路径12个。拟合情况统计量结果如表5-23所示,$\chi^2=53.504$,自由度$df=17$,$\chi^2/df=3.147$,

RMSEA 为 0.068，GFI 为 0.958，CN 值为 239，各项指标均表示该路径模型拟合情况良好。根据路径分析的最大似然估计结果如表 5-24 所示。其中，对住院费用有直接影响的路径有四条，分别是"住院天数→住院费用"（估计系数为 26.381，$p < 0.001$）、"不适宜住院天数→住院费用"（估计系数为 -2.334，$p = 0.017 < 0.050$）、"是否手术→住院费用"（估计系数为 -5.293，$p < 0.001$）"以及年龄→住院费用"（估计系数为 -0.067，$p < 0.001$）。不适宜住院天数对住院天数的路径系数为 0.196，$p < 0.001$；而与多元回归结果一致的是，不适宜住院天数对住院费用的直接路径系数为负（-2.334，$p = 0.017 < 0.050$），与理论推导中的结果一致。

表 5-23 骨科模型拟合情况

统 计 量	结 果	统 计 量	结 果
df	17	CFI	0.958
χ^2	53.504	$RMSEA$	0.068
χ^2/df	3.147	CN	239

表 5-24 路径系数的最大似然估计

路　　　　径			系　　数		p
			$estimate$ $coefficient^*$	SE^{**}	
住院天数	→	住院费用	26.380	3.163	<0.001
不适宜住院天数	→	住院费用	-2.334	0.928	0.017
是否手术	→	住院费用	5.293	0.657	<0.001
年　龄	→	住院费用	0.067	0.016	<0.001
不适宜住院天数	→	住院天数	0.196	0.010	<0.001
是否手术	→	住院天数	0.086	0.008	<0.001
第一诊断 1	→	住院天数	0.028	0.006	<0.001
入院次数	→	住院天数	0.016	0.006	0.013
并发症情况	→	住院天数	0.065	0.017	<0.001

续 表

路 径		系 数		p
		*estimate coefficient**	*SE***	
支付方式 → 不适宜住院天数		0.196	0.010	<0.001
是否手术 → 不适宜住院天数		0.078	0.034	0.023
年 龄 → 不适宜住院天数		0.007	0.001	<0.001

* *estimated coefficient*,估计系数; ** *SE*,标准误差。

在最终模型(如表 5 - 25 所示)中,对住院费用总效果值最大的依然为是否手术(0.478),其他依次为住院天数(0.426)、年龄(0.198)、不适宜住院日(0.136)、第一诊断 1(0.063)、并发症情况(0.052)、支付方式(0.048)以及入院次数(0.035)。不适宜住院天数对住院费用既有直接影响(-0.112)也有间接影响(0.248),其总效果值为 0.136;住院天数对住院费用的直接效果为 0.426,总效果值也为 0.426;支付方式对住院费用的影响在单因素和多因素分析中均不显著,在本研究的路径分析模型中,支付方式对住院费用产生的总效应为 0.048。根据调整后的路径(见图 5 - 14),支付方式通过影响不适宜住院天数从而对住院天数和住院费用产生影响。

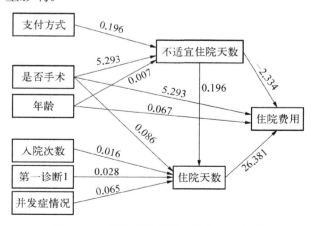

图 5 - 14 调整后的骨科路径分析示意图

表 5‒25　骨科路径分析标准化的各项效果值

路　　　径		直接效果	间接效果	总效果
不适宜住院日 → 住院费用		−0.112	0.248	0.136
住院天数 → 住院费用		0.426	—	0.426
支付方式 → 住院费用		—	0.048	0.048
年　龄 → 住院费用		0.153	0.045	0.198
手　术 → 住院费用		0.325	0.153	0.478
并发症情况 → 住院费用		—	0.052	0.052
第一诊断 1 → 住院费用		—	0.063	0.063
入院次数 → 住院费用		—	0.035	0.035
不适宜住院日 → 住院天数		0.583	—	0.583
支付方式 → 住院天数		—	0.207	0.207
年　龄 → 住院天数		—	0.193	0.193
手　术 → 住院天数		0.326	0.058	0.384
并发症情况 → 住院天数		0.122	—	0.122
入院次数 → 住院天数		0.081	—	0.081
第一诊断 1 → 住院天数		0.148	—	0.148
支付方式 → 不适宜住院天数		0.356	—	0.356
年　龄 → 不适宜住院天数		0.331	—	0.331
手　术 → 不适宜住院天数		0.099	—	0.099

　　以上均为将连续变量进行正态转换后所得的结果,按照变量原值代入路径分析模型后,可以粗略地估计,每增加一个不适宜住院日,对住院费用的影响约为 1 282.682 元(住院日路径系数 3 032.332 加上不适宜住院日路径系数 −1 749.650),因内部因素引起的不适宜住院日有 1 585 天,可以认为,该期间由于不适宜住院日导致的住院资源浪费约为 2 033 051 元。按照骨科患者的平均费用(35 784.32 元)来估计,该部分资源可用于诊治 56 名患者,提供 670 个住院日。

从路径分析的结果来看,在两个样本科室,支付方式对不适宜住院天数均产生了直接影响,尤其是在心脏科路径分析模型中,仅有支付方式对不适宜住院天数的直接路径系数通过了统计学检验,而骨科的不适宜住院天数还受年龄和手术情况的直接影响。不适宜住院天数对住院费用有直接影响也有间接影响,而支付方式通过对不适宜住院天数的影响对住院费用产生间接影响。当其价格与适宜住院日差距不大时(心脏科),不适宜住院日仅通过住院天数对住院费用产生间接影响,而当其价格显著低于适宜住院日时(骨科),不适宜住院日对住院费用的直接路径系数为负。支付方式在两科室均不对住院天数造成直接影响,而是通过影响不适宜住院日对住院天数造成影响。简而言之,路径分析的结果表示,在住院治疗过程中,在保障一定质量目标的基础上,在不同支付方式下,由于效用最大化行为产生了一定的不适宜住院日,从而对住院资源配置效率产生了影响。

5.4　本章小结

心脏科和骨科的不适宜住院天数分别为 910 天和 1 940 天,分别占样本住院天数的 25.2% 和 40.5%。由于由外部原因引起的不适宜住院日属于不可控的情况,因此本研究主要对由内部因素引起的不适宜住院日进行了分析。心脏科由内部原因引起的不适宜住院日共 753 天,骨科为1 585 天,分别占样本科室住院天数的 20.9% 和 33.1%,高于文献研究中其他亚洲国家不适宜住院日水平[50,69,81],同时,本研究的不适宜住院天数占比也高于所有我国相关评价的结果(仅有心脏科的不适宜住院日比例低于其中一份关于妇科和神经科的研究结果[90])。这可能是由于本研究对原适宜性评价条目进行了调整,且不同科室疾病构成不同等原因,导致本研究评价结果略高于其他评价。

本研究对不适宜住院日产生的原因分内部原因和外部原因分别进行

了分析,并提出了合理不适宜住院日占比的标准。正如绪论中所说,以"零"不适宜住院日为标准对被评价方提出要求是不合理的。在本研究中,由外部原因导致的不适宜住院日由于不是医方可控的,因此这部分不适宜住院日被认为是"可接受的"不适宜住院率的标准,即当某科室/某医院的不适宜住院日占比在该范围内,则可认为其不适宜住院日占比较低。在本研究中,该标准在心脏科为 4.4%,骨科为 7.4%。在实际研究中,也应区别对待疾病构成不同的各科室,设定合理不适宜住院日比例的标准也应不同。如在本书中,骨科的择期手术较多,因而患者等待的时间往往也较长,而心脏科的急性手术更多,这意味着不及时进行手术,可能会对患者的生命安全带来重要影响。因此可以认为某些择期手术在周末等待(如股骨颈骨折需进行的全髋关节置换术)是"合理的",而某些手术在周末等待(如由于急性心肌梗死需进行的心脏冠状动脉内支架术)则是"不合理的",不同科室的合理不适宜住院日比例应有所区别。本研究将医方不可控因素归类为外部因素,但值得注意的是,由外部原因引起的不适宜住院日主要是由于周末无法开展某些诊疗项目以及患者请假外出,其中骨科患者请假外出导致的不适宜住院日共有 155 天,占总不适宜住院天数的 8.0%,较心脏科多 135 天。通过咨询该科室的一名总住院医师,认为这可能意味着本研究低估了骨科不适宜住院日由于内部因素造成的影响,这是因为有时医方安排手术后,患者意识到需要等待,则有可能先请假外出直至手术前日或手术日再归院接受相关诊疗。

本章对住院日适宜性的分布进行了分析。将两科室的住院日分为低住院天数组、中等住院天数组和高住院天数组后,发现心脏科所有住院天数组别所需的医疗服务和护理/生命支持服务的占比较为稳定,而骨科所有组别均呈现首先需要较多的医疗服务,然后需要较多的护理/生命支持服务的分布。这表示,两科室的诊疗方式有明显差异,在研究住院日适宜性时应予以区分研究。而对不同住院天数组别的不适宜住院日分布进行分析后发现,两科室不同组别均呈现不适宜住院日比例先降后升的趋势。

这表示,提高住院日适宜性可以通过合理规划住院不同期间的服务内容来进行,而其主要目标应该是住院前期和住院后期两个阶段。

为了解不适宜住院日与患者社会人口经济特征以及诊疗特征的相关性,本章对不适宜住院天数和不适宜住院天数占比分别进行了多元相关因素分析。在多元回归分析中,心脏科住院天数多、外地户籍、再入院以及自费患者的不适宜住院天数更多,而心肌梗死患者和转科患者的不适宜住院日较其他组别更短;骨科住院天数多、自费、年长的患者不适宜住院日更长,而手术和肿瘤患者的不适宜住院日较短。可见,住院天数、支付方式是两科室与不适宜住院天数显著相关的共同变量。而从不适宜住院日占比情况来看,心脏科自费、第一诊断不是心肌梗死、外地户籍、非转科、查尔森合并症指数不为 0 的患者不适宜住院日比例较高;骨科的非手术、第一诊断不是肿瘤、自费以及住院天数多的患者不适宜住院日比例较高。支付方式为两科室不适宜住院日比例的共同影响因素。

本章还对入院和住院日适宜性的相关性进行了探讨。在国外大多数研究中,入院适宜性和住院日适宜性往往被认为是高度相关的,然而在本研究中,不同适宜性类型的入院,其不适宜住院日的分布却没有显著差异。这可能是由于转诊机制和自由就医的差别所导致的。在大多数发达国家,患者需要经过家庭医生/全科医生的诊治后,符合相关要求的患者方能入院诊疗,其对入院时机和入院诊疗内容都能提前进行较为完善的安排,在这种情况下的不适宜入院可能大多数属于能够在较低级别医疗机构完成的诊疗,可以推论这种类型的患者病情较轻、需要的服务强度和密度较低,因此其不适宜住院日也会较长。而从我国的情况来看,由于转诊机制尚不完善,患者基本属于自由就医入院,因此,入院适宜性和住院日适宜性的关系则更为复杂,当患者所需的医疗服务仍需在三级甲等医院进行时,即使在不适宜入院的情况下,其不适宜住院日的长短仍然是难以通过其入院的性质来推断。

根据本研究对适宜性的定义(见本书第 2 章),从理论上来说,不适宜住院日少的患者,医疗质量情况也较佳。根据文献研究的结果,住院天数越多,患者的并发症发生情况和主诊断转归也会更为复杂,因此本研究也选取了这两个质量指标对不适宜住院日与医疗质量的相互关系进行了研究。选取并发症情况和转归情况作为医疗质量指标后发现,不适宜住院日天数对结果质量(主诊断转归)的影响不显著,这可能是由于本研究所选取的样本医院为一家三级甲等医院,代表着我国较高的医疗服务水平和医疗技术,在治疗相关疾病方面有丰富的经验,因此不适宜住院日一般不会对其主诊断转归产生明显影响。而不适宜住院天数与并发症发生情况显著相关,这则可能是由于患者在不适宜住院期间在医院复杂环境下引起的或者未及时处理病情等造成的发热、感染现象更多,这个结果补充了国内外对住院天数和并发症发生情况研究得出的相关结论。

虽然在实证研究中,发现不适宜住院天数对结果质量的影响并不显著,但不适宜住院天数与过程质量(并发症发生情况)显著相关。因此在本研究中,对患者造成的影响可以认为是在住院过程中面临的并发症(如发热)对患者健康带来的损害。一旦患者接受入院的诊断后,在医患沟通较为充分的情况下,一般而言也意味着患者会在最大程度上配合治疗以恢复健康,因此往往认为入院后,患者并没有一个确切的需求(即需求函数不存在),而决定其需求的则是同时也身为供给者的医方。因此,在这个简单的模型中,患者的效用对不适宜住院日的产生并没有直接作用,而是患者的支付方式对医方的行为产生影响,从而产生了不适宜住院日。通过建立两科室的"支付方式→不适宜住院日→住院费用"路径分析模型,发现支付方式通过影响不适宜住院日分别对住院天数和住院费用产生了影响,验证了本研究基本模型中的假设。需要注意的是,本研究样本科室由于运行成本较高,患者的病情也较一般医疗机构更为复杂,因此在结算时仍然是按照项目付费,而没有按病种付费和按人头付费的特例。当考虑支付方式对住院日适宜性的影响时,也应将多种支付方式的影响纳入讨论范围。

本书建立了心脏科和骨科住院费用和不适宜住院天数的路径分析模型,验证了支付方式通过影响住院日适宜性从而使住院天数和住院费用增加的假设。在从前的研究中,研究者主要关注的是支付方式对住院天数的影响,而对其产生影响的内在机制却欠缺深入探讨。通过建立路径模型,发现支付方式对住院日产生影响的方式是对不适宜住院天数发生影响,即图 5-10 中的路径 4。并经过该模型的粗略估计,该年度由不适宜住院日带来的费用在心脏科约为 921 435 元,骨科约为 2 033 051 元。其中由于心脏科不适宜住院日与一般住院日费用差距不大,因此支付方式通过影响不适宜住院日而引起住院日的变化,而骨科的不适宜住院日较一般住院日花费较少,因此其对住院费用的直接效应为负,但总效应为正。此处不适宜住院日间接对可及性造成的影响是通过计算不适宜住院日带来的住院费用可用于诊治的患者数量进行衡量的,经计算,控制内部因素后,这部分资源可用于诊治 27 名心脏科住院患者以及 56 名骨科患者。在从前的"不必要"住院费用的研究中,研究者往往通过计算每个住院日的平均费用,或者计算未实施相关诊疗时患者仍需承担的住院费用来估计,但由于前者仅将适宜住院日的费用与不适宜住院日的费用进行了简单算数平均,未考虑不同类型住院日的差价,容易高估了效率损失,而后者由于未考虑患者不适宜住院日的用药、某些医疗耗材的使用(如某些在术前需持续泵入的血糖控制药物、等待检查时持续对外科伤口进行护理的费用以及必要的输血费等)及对某些医疗护理项目的继续使用(如某些科室无论是否有医嘱都对住院患者实行每日出入量检测以及体温检测),容易低估效率损失。如在某研究中,研究者将患者的手术费用剔除后,计算住院日的平均费用,以估算不适宜住院日带来的资源浪费,这样就造成了第一种情况,即高估了不适宜住院日费用的情况[185]。而用第二种方法,即计算未实施相关诊疗时患者需承担的住院费用(本研究中的床位费、护理费和药费),一个不适宜住院日的花费分别为 299.00 元(心脏科)和 324.30 元(骨科),低于本书路径分析的结果。

最后,在不适宜住院日的重要性方面,本研究结果显示,减少不适宜住院日后,并不能为科室节约大量的住院资源,无论是从住院资源的角度还是增加收治患者人数的角度,其效果均不可观。正由于不适宜住院日相对适宜住院日往往是小规模的,而医院管理的基本单元往往是科室,因而不适宜住院日往往得不到医院管理人员的重视。并且,不适宜住院日本身的"价格"相对住院治疗费用也并不高昂,也不对医疗结果造成重大影响,这也是不适宜住院日长期以来没有得到相关学者重视的原因。但从医院和卫生系统的角度来看,减少不适宜住院日,却能够较大幅度地提高医院整体的运行效率。以本研究的样本医院为例,该院共有 42 个临床科室,如果每个科室均能多诊治 42 名患者(取样本科室的平均),那么医院每年将能增加收治住院患者 1 764 人,从而在整体上显著提高住院服务的可及性。此外,即使是从微观上来说,减少不适宜住院日,对于减轻患者个人负担,也有重要意义。而从医疗质量的角度来看,不适宜住院日长的患者面临并发症等负向事件的可能性也更高,等待入院的患者也需要继续忍受病痛甚至病变的危险,这些都将严重影响患者的生命和生活质量。从这个角度来看,不适宜住院日对医疗质量产生的影响是无法用金钱来衡量的,更应引起相关管理人员和政策制定者的注意和重视。

第6章　提高入院和住院日适宜性水平

　　提高入院和住院日的适宜性能够改善医疗机构的成本效率、医疗质量以及卫生系统的可及性，这对于卫生系统、医疗机构和患者都有重要意义。本章将根据实证和理论研究的主要结论对提高入院和住院日适宜性水平提出建议，为相关决策部门提供制定政策的依据、为相关管理人员提高服务效率和质量提供参考。

　　根据本书的研究结果，为提高入院和住院日的适宜性水平，所有相关部门都应提高对入院和住院日适宜性的认识和重视，对于相关决策部门，应进一步提高医保支付比例，鼓励分级诊疗，加强医疗机构间的合作，合理利用不同级别和类型的医疗资源；进一步合理化预付制对医疗机构的监管；加强对居民的健康教育和健康促进工作。从医疗机构的角度，应建立入院审查体系，合理安排患者入院，减少入院建议的差异性；成立入院前检查中心，减少患者院内等待时间；加强医疗服务人员培训，合理行使其医疗职能和社会经济职能。对于医疗服务人员来说，应以患者为中心，合理行使自身相关职能。对于患者自身来说，积极了解与自身健康相关的知识与信息，也能在一定程度上提高入院和住院日的适宜性。

6.1 提高入院和住院日适宜性建议

6.1.1 提高对入院和住院日适宜性的认识和重视

　　与其他国家相比,我国对入院和住院日适宜性的研究规模小、数量少、方法欠科学,且一般仅停留在评价阶段,对于其实际意义并未进行深入探讨。造成这种情况的原因主要是,提高卫生服务的可及性一直是我国医药卫生体制改革的重点,而对效率和质量的关注仍较少,并且从本书的研究结果来看,不适宜住院日对直接被评价科室来说,带来的实际经济影响有限,还不能体现适宜性的影响力,但是对于医疗机构乃至卫生系统,不适宜入院和住院日带来的影响可能是十分可观的。目前,无论是从研究领域、政策制定领域还是医疗机构管理领域,对适宜性的认知都比较有限,没有引起相关人员的重视。本书认为,从医疗质量的角度来看,提高入院和住院日的适宜性能为患者减轻疾病带来的痛苦,如减少在等待期间由于医院环境以及病情变化引发的并发症等,而这些效应对于需方来说是无法直接用经济效益来衡量的。美国以及部分欧洲国家对入院和住院日适宜性十分重视,效用管理也早已成为这些国家卫生服务实践的一部分。因此,提高相关决策人员、管理人员和研究人员对适宜性的认识和重视,是提高适宜性的重要前提和基础。

6.1.2 提高医保支付比例,尽快建立全国异地医保直接结算网络

　　由于住院费用的支付方式对医患效用最大化行为造成影响,医保患者的入院和住院日适宜性较自费患者更高。从适宜性的角度来看,住院费用的支付比例对患者是否接受入院建议的概率造成影响,从而间接对医生提出不适宜入院建议的概率造成影响。而从住院日适宜性的角度来看,住院费用的支付方式对医生是否行使其经济社会职能造成影响。本书认为,从医保支付的角度,至少可以以两种方式来提高医疗机构入院和

住院日的适宜性。一是提高医保报销比例和范围。我国个人支付的卫生费用约占总费用的 50%（农村居民）和 36%（城镇居民），与其他国家相比较，仍属于较高的水平[174]。有学者通过统计发现，医疗机构级别越高，患者个人支付住院费用的比例也越高[182]。从而可以推论，较高级别医疗机构的不适宜入院率也较高。虽然从鼓励患者分流的角度来说，较低级别医疗机构报销比例高能缓解较高级别医疗机构的诊疗压力，但从另一个角度来说，也提高了较高级别医疗机构卫生资源配置低效的概率；对于医疗机构来说，对异地医保患者的诊疗与对自费患者的诊疗没有区别[186,187]。因此，在本研究所抽取的出院病案首页中，也无法区分异地自费患者和异地医保患者。从总体上看，异地医保报销比例低于本地医保（对于需方），对本研究入院假设中对自付比例的假设没有影响；且从住院日的角度来说，因为本研究排除了由于外部因素引起的不适宜住院日，仅有医方能对服务提供产生影响，因此并没有其他因素对本研究住院日的主要研究结果产生实质影响。综上所述，异地医保患者和自费患者都是不适宜入院和不适宜住院日的高危人群。据统计，上海总出院人次数中有约 23.1% 为外地医保患者，且其中绝大部分均流向了三级医院[186]。保障异地医保患者就医的适宜性具有重要意义，加强付费方对供方的监管，减少住院资源浪费。

6.1.3　鼓励分级诊疗，加强医疗机构间的合作

分级诊疗指的是根据疾病类型、患者状况以及所需服务类型和强度选择不同级别医疗机构进行诊疗的一种模式。2013 年，党的十八届三中全会通过《中共中央关于全面深化改革若干重大问题的决定》，在该决定中，分级诊疗作为深化医药卫生体制改革的重要举措被明确提出。在国外，分级诊疗已经是一种常见的诊疗方式。患者一般需要先通过全科医生诊疗，然后决定是否转至更高级别的医疗机构诊疗，而患者是无法直接通过门诊办理入院手续的[188]。没有分级诊疗，患者自由就医可能对入院

和住院日的适宜性带来以下几个重要影响：一是由于重复购买性低，导致使用声誉机制的契约不可行，仅靠分散的患者自由选择就诊医院，不能体现医院的实际效率和质量；二是在分级诊疗体系中，患者往往已经在基层医疗机构做了必要化验和体检等，只需要将检查单带入较高级别医院，就可为患者减少等待化验、体检的时间；三是没有实施分级诊疗往往也意味着没有健全的康复和疗养系统。只有建立了健全的医疗体系，患者在较高级别医院接受手术或者密集治疗后，才可在后续治疗阶段转至相应的较低级别的医疗机构或科室继续。如此也可减少较高级别医疗机构的不适宜住院日。然而在我国分级诊疗推行过程中，基层医疗机构却面临着人力资源紧缺、药品和器械等缺乏、患者不信任等问题[188]。在此情况下，医保部门、卫生部门以及医疗机构本身都需要对分级诊疗对自身所能提供的收益进行重新思考。从本书的研究结果来看，建立健全的分级诊疗系统，能提高入院和住院日的适宜性，并节约大量的卫生资源，在兼顾医疗质量的同时提高成本效率。

6.1.4　合理化预付制对医疗机构的监管

2011年起，上海所有二级医院和三级医院开始全面实施医保总额预付制[189]。医保总额预付制是在按项目付费的基础上，对医院可支配的医保费用进行的一种监管机制。医保总额预付制对医生的诊疗行为有着深远的影响，虽然从入院和住院日的角度来说，医保总额预付制的患者不适宜住院日的比例较低，体现了预付制一定的优越性，但根据新闻报道以及学术研究的情况，由于医保总额预付制的实施，部分医院对医保患者存在拒绝其入院的情况，从而损害了参保人的利益[190,191]。通过本研究样本医院医务处的相关人士，作者也了解到该院自实施医保总额预付以来，几乎每年都要被"罚款"。本书认为，医保总额预付制能够在一定程度上合理化供方对个体需方的诊疗行为，但可能并不能从总体上优化卫生系统的运行效率。如从本书的研究结果来看，医保总额预付要求医方在患者入院后对其住院费用及其占用医保的份额进行估计,从而减少了个体医保患者的不适宜住院日,但从另一个角度来说,由于对医保患者与非医保患者的监管差距,使自费患者不适宜住院日增加从而挤占了医保患者的卫生资源的情况并不罕见,这也造成了对参保人来说住院医疗服务可及性降低的情况。因此,本研究认为,医保总额预付制从个体上体现了预付制对于医方行为约束的能力,但并没能说明该结算方式对医疗机构总体运行适宜性的改进情况。从其他研究的结果来看,医保总额预付是一种较为粗放的预付制,是以较为简单的方式和较低的成本保持了医保资金的平衡,要从根本上提高入院和住院日的适宜性,保障参保人员对住院服务的可及性,还需要综合考虑不同预付制对医方行为的影响,结合按病种付费、按人头付费等,进一步合理化预付制对入院和住院日适宜性的影响。

6.1.5　加强居民健康教育与健康促进工作

医疗服务市场之所以较其他的市场更为复杂,主要是因为信息不对称。医生经过多年的高等教育和临床实践获得具有高资产专用性的知识,从而可以从中获得一部分信息组。如果在入院时患者能更了解自己的类型(适宜入院或不适宜入院),那么医生在做出更加适宜的诊断时,患者也就容易接受。同样,如果患者在住院诊疗过程中,了解自身的适宜住院日天数,那么对医方的行为也会产生一定的约束。在本书入院适宜性基本模型中,如果患者对于自身是否适宜入院能在事先有较为准确的判断,那么当医生提出不适宜入院建议时,患者必然会拒绝,基于患者能有准确的自我判断,医生就不会提出不适宜入院建议,不适宜入院的患者也就不会入院,于是就不存在入院适宜性的问题;在本书住院日研究的基本模型中,如果患者了解自身所需的适宜住院日天数,那么患者将参与到供需方的博弈中来,并在住院天数=适宜住院天数($q_i = q^*$)时达到效用最大化。因此,只要信息不对称的情况有所改善,信任品市场的问题往往就可以得到缓解。然而在专家市场上,信息的获得需要成本,买卖双方的行为由于健康信息用途的特殊性,健康人群不太可能主动去了解相关知识和信息。因此,针对危险人群进行健康教育,能有效利用信息专用性的特点,减小信息差异,从而提高入院和住院日的适宜性,这对于我国自由就医的现状来说,尤为重要。

6.1.6　建立入院审查体系,合理安排患者就诊

在美国一些医院中,患者入院前需要满足某些适宜性条目,才可在一定级别的医疗机构入院。然而在我国的诊疗中,是否入院存在着较大的机动空间。可考虑建立入院审查体系,如须由两名主治医师同时建议入院方可办理入院手续,或采用适应于科室的相应入院审查指标对入院的适宜性进行审查等方法,提高医疗机构入院的适宜性。据了解,现上海部分医院以手术率等较为一般的指标对科室进行考评,而入院适宜性指标则更能体现医疗服务的及时性和准确性,能更合理地体现住院服务的成本效率情况。通过统计分析,本研究也发现两科室的适宜入院和住院日也存在一定的规律,这对于合理安排患者就诊也能有一定的启发意义。针对不同科室或病种的患者,在入院审查时对整个住院流程做到合理安排,可以使患者在入院时对整个入院和住院流程有所了解,以便更好地配合医务人员进行诊疗。

6.1.7　成立入院前检查中心,减少患者等待

在本研究中的不适宜入院案例中有64.3%(心脏科)和78.1%(骨科)是由于过早入院,而不适宜住院日案例中有20.0%(心脏科)和25.4%(骨科)是由于等待检查所造成的。在我国,"入院—检查—手术—检查"已经成了一种较常见的住院诊疗模式。实际上,对于某些可以在门诊完成的检查项目,如一些常规检查和放射检查等,不一定要在入院后才能进行。此时,患者仍然先入院再检查的原因主要有两个:一是对于同样的检查,住院报销比例要高于门诊,有些检查项目甚至未包括在门诊报销范围

内[174]，患者若选择在门诊完成检查则可能要面临更高的自付医药费用；二是自由就医的患者流动性较大，如果不能及时提供住院诊治，可能患者就会前往其他医疗机构就诊，造成患者流失。对于这种情况，本书认为可以在医院内建立入院前检查中心，对已办理入院但无须实际住院的患者（如择期手术）进行限期预约检查，而患者一旦在一家医院办理入院手续后，就无法前往其他医院另外办理入院。这样患者既能以住院患者的身份报销检查费用，医院也可以节约病床资源，合理安排患者入院时间。

6.1.8 以科室为基础进行适宜性管理

从本研究的结果来看，在不同科室，虽然不适宜入院/住院日的原因相似，但不适宜入院/住院日的相关因素可能有所区别，且适宜住院日的结构也有所差别，这意味着最好的效用管理的层面可能是科室。由于适宜性评价的最终目标是通过利用管理（utilization management）来提高住院服务的适宜性，利用管理改进适宜性措施包括许多内容，如入院前审查（preadmission certificate program），强制性的术前补充性意见（mandatory second surgical opinion），计划性出院（discharge planning）等[192]，这些都需要长期的调研和投入大量的资源，对科室管理水平也提出了更高的要求。在我国，由于资源限制，对每个病案进行适宜性评价可能并不可行。然而适宜性评价和效用管理却给我们提供了很好的思路，即从不适宜部分对症下药。在众多控制卫生费用的措施中，大多数关注的都是适宜性水平的高低，然而只有少部分学者对不适宜入院和住院日产生的原因、危险因素及相关危险因素发生作用的内在机制、可采取的改进措施进行了深入研究，因而，学界对于适宜性管理的基本单位仍未达成共识。在我国，科主任对科室的运行负责，但尚未开展按照病种管理和单个病例进行管理，因此，科室仍是医院管理的基础单元。在国外，进行适宜性评价的评价主体往往是第三付费方（如保险公司），然而，在医保总额预付制的背景下，医院为了节约开支，达到目标收入或者达到效用最大化,往往是由医疗服务的供方来对效率和质量进行监督。因此,本研究认为,从我国的具体情况来看,以科室为单位,从医院管理的角度提高入院和住院日的适宜性的可行性较高。如进行阶段性适宜性评价以及科室自评等,并将评价结果纳入其绩效考评,激励科室提高入院和住院日的适宜性,这样既不会对医保部门和医院管理部门带来过多的管理成本,也能因地制宜,根据科室不同情况对不适宜情况进行改善。

6.1.9　加强医疗服务人员培训,合理行使社会经济职能

医生是医疗服务工作的第一线人员,其主要职能是"救死扶伤",即帮助患者重新获得生存能力,又如希波克拉底誓言中所说,"无论至于何处,遇男或女,贵人及奴婢,我之唯一目的,为病家谋幸福",医生的另一个职能就是让病患获得健康,感到幸福。许多研究也表明,医疗服务人员的行为往往难以在理性人假设的基础上来进行解释,本研究也进一步验证了医生作为一个"半理性人",不但要关注患者的身体健康状况,对其健康产生责任感,也要行使自己的社会职能,关注患者的经济状况,行使自己的经济职能。现代健康的观念是身心、社会一体的,作为保障居民健康的第一线工作者,将患者作为一个整体的社会人来对待,医患关系将更为和谐。此外,由不适宜入院和住院日的原因分析中可以看出,造成患者不适宜入院的原因是多种多样的,只有让医生学习适宜性的含义,提高自身对卫生资源的责任感,了解公共卫生知识、分级诊疗以及本地卫生资源分布情况,才能有效提高入院和住院日的适宜性,从而有效配置卫生资源。此外,护理服务也是住院服务的重要组成部分,从本书的统计结果来看,护理/生命支持服务密度要高于医疗服务密度。对于患者来说,与护理人员的接触往往多于医师。在欧洲部分国家,许多护士作为住院患者的"个案管理员"对患者的治疗进行整体管理,负责患者整个住院过程及治疗方案与患者沟通。这样做既减轻了医师工作的压力,也能合理安排患者诊疗,缓解医患关系,提高住院日的适宜性水平。

6.2　本章小结

　　本章在调研数据分析的基础上，从政策和服务体系、医疗结构、医生和患者个人的角度分别提出了进一步提高我国入院和住院日适宜水平的建议。

第7章　结论与展望

在对我国入院和住院日适宜性的研究现状进行梳理，对 C-AEP 这一评价工具的信度和效度进行考察，并以 C-AEP 为工具进行深入的入院和住院日适宜性研究后，得出以下几个结论。

7.1　主要结论

7.1.1　C-AEP 适用于我国三级甲等医院相关科室的适宜性评价

本研究通过对国内外的文献回顾以及专家意见，选用了 AEP 作为适宜性评价工具蓝本，并通过跨文化双向翻译、专家咨询、对评价人员的集中培训、预调研以及一致性评价等方法，考察并肯定了 C-AEP 在样本医院评价入院和住院日适宜性的可靠性。由于卫生系统、临床实践以及对适宜性界定的不同，在两轮专家咨询后，C-AEP 在原 AEP 的基础上共删减了 5 个条目，其中 2 条为入院评价指标，3 条属于住院日评价指标（见表 3-3）。C-AEP 在保留了凌驾选项的同时，共有 14 个入院评价指标以及 26 个住院日评价指标（见表 3-5）。由于缺乏使用上的便利性，本书通过再次咨询专家，对 6 个条目在试评价阶段后进行了修改（见表 3-4）。根据样本医院 2 个科室 2 名总住院医师的推荐，本书抽取了 243 份（1 973 个住院日）急性心肌梗死和 107 份（1 253 个住院日）全髋关节置换患者的出院病案作为心脏科和骨科出院患者的代表病种和手术样本对 C-AEP 的信度和效度进行了考察。通过比较 2 名 C-AEP 评价者间评价结果的一致性，考察了 C-AEP 的评分者间信度；通过比较同一名评价者在 4 个月后在同一地点对样本病案进行评价的结果的一致性，考察了其重测信度；通过对 2 名专业人员的访谈，考察了其表面效度；通过对凌驾选项使用情况的统计以及专家小组意见，考察了其内容效度；通过比较 C-AEP 评价结果和专家评价结果的一致性，考察了其聚合效度。结果均表明，C-AEP 具有较好的信度和效度，可用于样本医院的入院和住院日适宜性评价。此外，C-AEP 还具有很高的灵敏度、较好的特异性和预测能力。因此，可认为 C-AEP 在评价样本医院的入院和住院日适宜性方面，是一个可靠、准确的工具。

本研究的信效度调研在上海市两家三级甲等医院进行，可以认为，对于同级别和类似规模的医疗机构，C-AEP 理论上都应具有较好的可靠性和准确性。需要特别注意的是，本研究所开发的入院和住院日适宜性评价工具仅适用于我国相似规模的三级甲等医院，三级医院是我国医疗服务体系的中坚力量，承担着向多个地区提供高质量的医疗服务，以及进行医疗科教研活动的重要职责[7]。对于其他医疗机构，如二级医院、社区卫生服务中心、康复中心等，则需要在相关适宜性评价指标基础上进行相应的调整。且 C-AEP 也只能评价已经发生的入院的过度利用，然而对于没有发生的利用，由于资料难以获得而无法估计。虽然假设住院服务是供不应求的，且对于稀缺的优质医疗资源来说是成立的，但对于其他类型的医疗机构可能解释力并不强。因此，将 C-AEP 运用于其他医疗机构时，本书建议，应首先就该医疗机构的资源利用情况咨询相关人员，并进行一定量随机样本的信效度考察，以保证结果的有效性。

7.1.2　样本医院的不适宜入院率和不适宜住院日比例较高

对 806 份出院病案，即 806 个入院及其 8 396 个住院日评价后显示，本研究样本医院的心脏科不适宜入院率为 35.0％,不适宜住院日比例为 20.9％;骨科则分别为 38.7％和 33.1％。从国外的情况来看,本研究的结果较文献研究中入选文献的平均不适宜入院水平高出 19.5％,平均不适宜住院日水平则高出 29.6％(骨科)。分科室的情况来看,心脏科的不适宜入院率高于意大利对某综合医院的评价中心脏科的结果(14.8％),但低于其不适宜住院日水平(48.3％)[66],也低于西班牙对某医院心脏科进行评价的结果(27.0％)[65]。骨科的不适宜入院率高于意大利某研究的结果(14.6％),高于其骨科不适宜住院日的评价结果(36.6％)[51],也高于某西班牙研究对多个科室评价中骨科的评价结果[76]。与国内相关研究的结果进行比较,本书的研究结果高于国内相关研究平均 25.2％的不适宜入院率以及 13.9％的平均不适宜住院日的比例。本书认为,样本科室的不适宜入院和住院日比例较其他研究高的原因可能主要有 5 点:① 我国住院日较其他国家更长,运用类似评价工具所得到的结果一般而言也会高于其他国家;② 本书使用的 C-AEP 评价是在原 AEP 的基础上经过删减和修改得到的,故入院和住院日可满足的适宜性条目也更少;③ 本研究中样本患者出院病案的社会人口特征和诊疗特征与其他研究有显著差异,即本研究中的患者可能病情较为缓和,疾病构成更为复杂等原因均可能导致差异的产生;④ 各国各地区的医疗技术水平、卫生系统制度安排不同,导致入院和住院日的适宜性水平也不同。如在某医疗技术水平较高的医院,患者可进行某项微创手术,术后留观时间短;又如某国家或地区规定患者在达到某治疗阶段时,需转入相关康复或疗养机构,那么其不适宜住院日水平也会较低;⑤ 除了文献中所研究的相关因素外,还有其他因素对本研究中入院和住院日的适宜性产生了影响。如在文献回顾的过程中,研究者发现住院费用的支付方式与住院天数相关性较强,然而在入院和住院日适宜性的相关因素研究中,却极少将住院费用的支付因素或经济因素包括在内,因此,本书进一步对住院费用的支付方式对入院和住院日适宜性的影响进行了探讨。

7.1.3　两科室造成不适宜入院和住院日的主要原因相似

在入院研究中,本书没有区分不适宜入院的不同责任方,而是认为不适宜入院的主要责任人是医生。这是因为医生是决定入院与否与入院时机的关键,患者本人及其他外部因素一般对入院适宜性没有实质性影响。在本研究中,2 个科室造成不适宜入院的主要原因均为“过早入院”,分别占不适宜入院的 64.3% 和 78.1%。在住院日研究中,本书将造成不适宜住院日的因素分为内部因素和外部因素,由内部因素即医方可控因素导致的不适宜住院日占总样本住院日的 20.9%(心脏科)和 33.1%(骨科),由外部因素即医方不可控因素导致的不适宜住院日占总样本住院日的 4.4%(心脏科)和 7.4%(骨科)。其中内部因素主要包括安排出院不及时、手术不及时和执行检查不及时等,分别造成了心脏科 38.9%、17.1% 和 20.0% 的不适宜住院日,以及骨科分别为 24.7%、25.2% 和 25.4% 的不适宜住院日。可见,不同科室造成不适宜入院和住院日的主要原因基本相同。与其他文献研究的结果相比较,可以发现国外相关研究的结果发现与本书的结果有所差别,在这些研究中,造成不适宜入院的原因主要是所接受的诊疗服务可在门诊进行以及过早入院,造成不适宜住院日的原因则主要有等待检查、缺乏转诊机构、外地患者出院等待成本较高等。而本书的研究结果与国内相关研究结果更为接近,如刘霞和何梦乔(2008)对上海市某三级医院的 4 个病种的出院病案进行评价后发现,造成不适当住院的两大原因是等待检查报告和等待手术[93];冯华和曹建文(2009)通过对某三级甲等医院股骨头坏死患者的出院病案进行评价,发现等待手术、等待检查报告以及出院不及时是造成不适宜住院日的主要原因[94];类似还有郭建新等(2012)通过对新疆某三级甲等医院的 28 个临床科室的出院病案进行评价,发现等待检查报告、出院不及时和等待手术带来的不适宜住院日占总不适宜住院日的 73.89%[88]。虽然在国内文献中,尚无对不适宜入院原因的系统评价,但评价环境类似时,造成不适宜住院日原因的结果也较相似。可见,如需提高入院和住院日的适宜性,可从合理化入院程序、减少患者住院后等待检查、手术等待时间以及合理安排患者出院等方面着手。

7.1.4　入院和住院日适宜性受患者住院费支付方式的影响

本研究通过建立 Logistic 回归模型,对不适宜入院的相关因素进行了分析。样本医院心脏科不适宜入院的主要危险因素是住院费用的高自付比例、门诊入院、再入院以及第一诊断为冠心病;骨科的主要危险因素则是在业、住院费用的高自付比例以及下午入院。此处为了体现本研究基本模型中住院费用的自付比例对患者就医行为的影响,对患者的报销比例进行了分组,但由于在本研究样本中参加基本医疗保险患者的住院费用自付比例差距不大,在实际中也可以认为住院费用高自付比例的患者即为自费患者。

本研究通过建立多元回归模型对不适宜住院日的相关因素进行了分析。与心脏科不适宜住院日天数相关的因素主要有住院天数、户籍所在地、入院途径、住院费用的支付方式、年龄、第一诊断为心肌梗死以及是否转科。其中,住院天数、外地户籍、再入院以及自费患者的不适宜住院日更长,而年长、心肌梗死患者和转科患者的不适宜住院日较其他组别更短。与骨科不适宜住院天数相关的主要因素有住院天数、住院费用的支付方式、是否手术、第一诊断(肿瘤)以及年龄。其中,住院天数、住院费用自费、年长的患者不适宜住院日更长,而手术和肿瘤患者的不适宜住院日较短。

综上所述,2 个科室不适宜入院和住院日的相关因素既有区别,又有共同点。其中,2 个科室不适宜入院的共同危险因素为住院费用的自付比例/支付方式,而不适宜住院日的共同相关因素则为住院天数和住院费用的支付方式。本书认为,由于 2 个科室的诊疗模式、疾病构成以及科室管理方式的不同,其相关因素也必然不同,但通过分析 2 个科室相关因素中的共性部分,能为减少不适宜住院日、提高住院资源配置效率提供有意义的解释。

几乎所有的住院日相关因素研究中,住院费用支付方式不同的患者,住院天数和住院费用也不同。这些研究仅强调了不同住院费用支付方式的患者住院天数和住院费用均不同这一结果,但并未指出其内在原因。虽然在本书中,住院费用支付方式对住院天数的影响并不显著,但住院费用支付方式既是不适宜入院的危险因素,也是不适宜住院日的相关因素。其中,住院费用支付方式对患者住院日组成结构造成影响从而对患者的住院天数和住院费用带来影响。因此,了解住院费用支付方式对入院和住院日适宜性的影响,对于提高其适宜性具有重要意义,对控制住院日和住院费用也具有重要意义。

在入院适宜性的基本模型中,本书认为住院费用的自付比例/支付方式对患者是否接受医生入院建议的概率造成影响,从而间接对医生做出不适宜入院建议(即建议不适宜入院的患者入院)的概率造成影响。在医生做出不适宜入院建议的概率较低时,住院费用自付比例越高,不适宜入院率也越高;在医生做出不适宜入院建议的概率较高时,住院费用自付比例越高,不适宜入院率越低。从本书的实证结果来看,样本科室医生做出不适宜入院建议的概率较低。而住院费用的支付方式对住院日适宜性产生影响的机制在于,医方对不同住院费用的支付方式的患者提供不适宜住院日的约束不同,在使用基本医疗保险的情况下,医方受到医疗保险控制费用和对患者健康的责任心的双重约束,而在住院费用自费的情况下,医方仅受到对患者健康的责任心一种约束。因此,医保患者的不适宜住院日较住院费用自费患者短。

7.1.5　不适宜住院日对住院费用和住院服务可及性的影响十分可观

适宜性评价起初是为了控制卫生费用,减少住院资源的浪费。在本研究中,根据路径分析模型粗略估计得出的结果,对不适宜住院日带来的住院费用进行了估算。其中心脏科由于不适宜住院日带来的住院费用约为 921 435 元。按照该科室平均住院费用标准,这部分资源可用于 27 名患者的诊治,并提供约 753 天的适宜住院日。骨科由于不适宜住院日导致的住院资源浪费约为 2 033 051 元,按照骨科患者的平均住院费用来估计,该部分资源可用于诊治 56 名患者,提供 670 个住院日。此处的估计是基于平均费用和平均住院日,因此仍可能低估了不适宜住院日造成的资源浪费。从科室来看,该结果可能并不起眼,但从医疗机构总体和卫生系统来说,却十分值得引起重视,如样本医院估算约可以增加收治 1 764 名患者,大大提高住院服务的可及性,并减轻了患者负担。另外,由于优质住院资源的稀缺性,因该部分不适宜住院日对住院服务可及性带来的影响也是难以估量的,如患者在等待入院的过程中由于疼痛和病情变化带来的负效用。

7.1.6　入院和住院日的适宜性对医疗质量的影响在本研究中不明晰

虽然从理论上来说,不适宜住院日越长的患者,由于需要面临复杂的医院环境,且没有得到及时的医疗服务,这些都会对其医疗质量带来负面影响,如压疮、并发症、感染、精神抑郁等。但从总体上来说,入院和住院日适宜性对医疗质量的影响在本研究中较为模糊。不同类型入院的患者,其结果质量(即主诊断转归)并无显著差异。不同天数的不适宜住院日与结果质量也没有显著相关性,但不适宜住院日天数越多的患者,其并发症发生率也越高。这可能是由于所调三级甲等医院具有较高的医疗技术和服务水平,其对质量的要求较高,监管也较为严格。从这个角度来说,医疗机构的质量水平越为一般,不适宜住院日对医疗质量的影响越为显著。虽然本研究由于数据的可得性以及回顾研究的特点无法获得患者持续生命生活质量信息,但从国内外的研究结果来看,住院天数与医疗质量有着密切的联系[23-26],从不适宜住院日引起住院天数增加的角度来看,减少不适宜住院日对医疗质量的提高也具有间接意义。

7.1.7　提高入院和住院日的适宜性需要多方共同努力

通过上述分析,可以发现,提高医疗机构入院和住院日的适宜性,需要政策部门、医疗机构、医疗服务人员和居民的共同努力。对于政策部门来说,应提高医保支付比例,尽快建立全国性的异地医保结算网络;鼓励分级诊疗,加强医疗机构间的合作;合理化医保总额预付制对医疗机构的监管;加强对居民的健康教育和健康促进工作。对于医疗机构来说,可考虑建立入院审查体系,合理安排患者就诊;成立入院前检查中心,减少患者等待时间;积极建立合理的医疗体系,加强不同级别的医疗机构间的联系和合作;以科室为基本单元,进行适宜性管理;加强医疗服务人员培训。医疗工作人员,应以患者为中心,合理行使医疗职能和社会经济职能;普通居民,应主动了解与自身相关疾病的医疗知识,积极预防,配合治疗。

7.2　对相关研究的展望与建议

根据本研究的结果,在将来相关研究领域,研究者至少能从以下 5 个方面开展并延伸入院和住院日适宜性的研究。① 可以考虑开发适合其他情境的适宜性评价工具。由于适宜性评价对人力和物力资源要求较高,本研究仅选取了一家病案质量较好的三级甲等医院的 2 个科室,在将来的研究中,可考虑开发对二级医院、社区医院、专科医院、妇幼保健医院等的入院和住院日适宜性的评价工具,为全面提升我国卫生资源利用的成本效率、质量以及可及性提供理论和实证依据。② 可对每个住院日的服务密度进行研究,对适宜性进行相对性划分。在本书的第 5 章,按照住院日所符合的 C - AEP 条目对每个适宜住院日的服务密度指数进行了计算,但由于本研究的主要内容是不适宜入院和住院日,并未对实际发生了但是不符合 C-AEP 评价条目的服务进行统计（如某些常规检查项目），感兴趣的研究者还可以从过度服务的角度对该指数做进一步探讨，对住院日的服务密度进行研究，并对其相对密度进行分析。③ 本书由于是回顾型研究，缺乏对多方面数据的可及性，如对患者进行诊治的医师和护士以及患者本人的信息难以全面了解，有可能过高/过低地估计了不适宜入院/住院日水平。[193] 在将来的研究中，可以考虑进行同步型评价和前瞻型评价，并与回顾型评价的结果相比较。④ 由于数据可得性的问题（某些患者的保密信息或病案填写问题），本研究无法获得患者的居住地址信息，因涉及患者隐私，本书认为可以考虑在条件允许的医院信息管理科，隐去某些敏感资料后，对外地患者的入院和住院日适宜性进行重点评价。⑤ 对入院和住院日的适宜性与医疗质量进行更深入的探讨。由于本研究所调样本为三级甲等医院的 2 个常规临床科室的出院病案，患者好转/治愈率高，并发症发生率较低，因此，质量指标和适宜性评价结果的相关性有限。进行同步型和前瞻型评价的研究者可以考虑将患者满意度等指标纳入质量评价体系，对入院和住院日的适宜性与医疗质量的相关性进行更为全面和深入的探讨。

7.3　本章小结

　　本章对本书的主要结论进行了归纳和总结，并对未来入院和住院日适宜性相关研究提出了展望与建议。

参考文献

［1］ Buetow S A, Sibbald B, Cantrill J A, et al. Appropriateness in health care: application to prescribing[J]. Social science & medicine, 1997, 45(2): 261 - 271.

［2］ Lavis J N, Anderson G M, Appropriateness in health care delivery: definitions, measurement and policy implications[J]. CMAJ: Canadian Medical Association journal, 1996, 154(3): 321 - 328.

［3］ Naylor C D. What is appropriate care? [J]. The New England journal of medicine, 1998, 338(26): 1918 - 1920.

［4］ 中华人民共和国卫生部.2013 中国卫生统计年鉴[M].北京:中国协和医科大学出版社,2013.

［5］ Tang S, Tao J, Bekedam H. Controlling cost escalation of healthcare: making universal health coverage sustainable in China[J]. BMC public health, 2012, 12(Suppl 1): S8.

［6］ OECD. Slow growth in health spending but Europe lags behind. 2015. https://www.oecd.org/health/slow-growth-in-health-spending-but-europe-lags-behind.htm.

［7］ 薛迪.医院管理理论与方法[M].上海:复旦大学出版社,2012:353.

［8］ 中华人民共和国卫生部.2008 中国卫生统计年鉴[M].北京:中国协和医科大学出版社,2008.

［9］ 中华人民共和国卫生部.2010 中国卫生统计年鉴[M].北京:中国协和医科

大学出版社,2010.

[10] 中华人民共和国卫生部.2009 中国卫生统计年鉴[M].北京:中国协和医科大学出版社,2009.

[11] 中华人民共和国卫生部.2011 中国卫生统计年鉴[M].北京:中国协和医科大学出版社,2011.

[12] 中华人民共和国卫生部.2012 中国卫生统计年鉴[M].北京:中国协和医科大学出版社,2012.

[13] 肖静,高月霞,陆青云,等.6168 例肝癌患者住院费用影响因素的通径分析[J].中国卫生经济,2012,31(1):73-75.

[14] 杨彩霞,孙广恭,常艳群,等.脑梗死患者住院费用影响因素分析[J].中国卫生统计,2011,28(6):706-707.

[15] 辛一琪,胡正路.急性心肌梗死患者住院费用构成及影响因素分析[J].中国卫生经济,2011,30(8):66-69.

[16] 顾倩,马进,李娜,等.急性心肌梗死患者住院费用分析和影响因素研究[J].上海交通大学学报(医学版),2013,33(6):746-750.

[17] 蔡跃红,杨志彩,张伟,等.急性心肌梗死患者住院费用分析[J].现代预防医学,2013,40(21):3977-3983.

[18] 刘雯薇,杨静,袁素维,等.单病种质量管理实施前后急性心肌梗死的住院费用评价[J].上海交通大学学报(医学版),2015,35(6):876-880.

[19] 赵红艳,周子君.北京市宫颈癌患者住院费用及其影响因素分析[J].中华医院管理杂志,2012,(2012 年 06):422-426.

[20] 范冬冬.安徽省某三甲医院住院病人 10 年间疾病谱变化趋势及肺炎患者住院费用影响因素分析[D].安徽医科大学硕士论文,2013.

[21] 周艳,蔡艳,赵霞,等.基于临床路径的五病种住院费用分析[J].中国病案,2011,12(9):28-30.

[22] 王岚,李红.某综合医院阑尾炎手术患者住院费用分析[J].中国病案,2012,13(1):48-49.

[23] 李爱军,雷海潮.影响平均住院日的护患因素与管理对策[J].护士进修杂

志,1997,12(9):10 - 12.

[24] Halpert A P, Pearson S D, LeWine H E, et al. The impact of an inpatient physician program on quality, utilization, and satisfaction [J]. The American journal of managed care, 2000, 6(5):549 - 555.

[25] Bradbury R, Golec J, Steen P M. Linking health outcomes and resource efficiency for hospitalized patients: do physicians with low mortality and morbidity rates also have low resource expenditures? [J]. Health services management research, 2000, 13(1):57 - 68.

[26] Silva S A D, Valácio R A, Botelho F C, et al. Reasons for discharge delays in teaching hospitals [J]. Revista de saude publica, 2014, 48 (2): 314 - 321.

[27] Covinsky K E, Palmer R M, Fortinsky R H, et al. Loss of independence in activities of daily living in older adults hospitalized with medical illnesses: increased vulnerability with age[J]. Journal of the American geriatrics society, 2003, 51(4):451 - 458.

[28] 国家卫生和计划生育委员会.2014 中国卫生和计划生育统计年鉴[M].北京:中国协和医科大学出版社,2014.

[29] OECD. Health at a Glance 2013. http://www. oecd-ilibrary. org/social-issues-migration-health/health-at-a-glance-2013_health_glance-2013-en.

[30] Sepehri A, Simpson W, Sarma S. The influence of health insurance on hospital admission and length of stay — The case of Vietnam[J]. Social science & medicine, 2006, 63(7):1757 - 1770.

[31] 钟绮玉,黄洁平.心血管病患者平均住院日的影响因素与对策分析[J].中国医学工程,2015,23(5):134 - 135.

[32] 佘颖,李秋,宋萍.外科平均住院日影响因素分析与对策[J].现代医院管理,2015,13(3):11 - 13.

[33] 陈龙,马利,何文英,等.甲状腺癌病人平均住院日影响因素分析[J].中国卫生统计,2014,31(2):304 - 306.

[34] 李会玲,卜玮,张秀云,等.三级综合性医院平均住院日影响因素分析[J].中国医院管理,2014,(4):41-43.

[35] 孙翔,苗志敏.高龄产妇剖宫产住院日影响因素分析[J].齐鲁医学杂志,2013,28(4):372-374.

[36] Lorenzo S, Beech R, Lang T, et al. An experience of utilization review in Europe: sequel to a BIOMED project[J]. International journal for quality in health care, 1999, 11(1): 13-19.

[37] 秦自元.平均住院日的适度性探讨[J].中国医院统计,2002,9(2):83-84.

[38] Sevcikova M, Vincenti A, Torn V, et al. A survey of the necessity of the hospitalization day in an Italian teaching hospital[J]. Quality assurance in health care, 1991, 3(1): 1-9.

[39] Ermann D. Hospital utilization review: past experience, future directions [J]. Journal of health politics, policy and law, 1988, 13(4): 683-704.

[40] 马谢民,英立平.适宜住院日判断标准及其应用初探[J].中国卫生质量管理,1999,(5):52-54.

[41] Restuccia J D, Kreger B E, Payne S, et al. Factors affecting appropriateness of hospital use in Massachusetts[J]. Health care financing review, 1985, 8(1): 47-54.

[42] Restuccia J D, Payne S M, Lenhar G, et al. Assessing the appropriateness of hospital utilization to improve efficiency and competitive position[J]. Health care management review, 1987, 12(3): 17-27.

[43] Selker H P, Beshansky J R, Pauker S G, et al. The epidemiology of delays in a teaching hospital: the development and use of a tool that detects unnecessary hospital days[J]. Medical care, 1989, 112-129.

[44] ASSESSMENT, O. Appropriateness of admission in an emergency department: reliability of assessment and causes of failure[J]. International journal for quality in health care, 1991, 3(4): 227-234.

[45] Coast J, Inglis A, Morgan K, et al. The hospital admissions study in

England: are there alternatives to emergency hospital admission? [J].
Journal of epidemiology and community health, 1995, 49(2): 194 - 199.

[46] Coast J, Peters T J, Inglis A. Factors associated with inappropriate emergency hospital admission in the UK[J]. International journal for quality in health care, 1996, 8(1): 31 - 39.

[47] Alonso J, Muñoz A, Antó J M. Using length of stay and inactive days in the hospital to assess appropriateness of utilisation in Barcelona, Spain[J]. Journal of epidemiology and community health, 1996, 50(2): 196 - 201.

[48] Apolone G, Fellin G, Tampieri A, et al. Appropriateness of hospital use [J]. The European journal of public health, 1997, 7(1): 34 - 39.

[49] Chopard P, Perneger T V, Gaspoz, J M, et al. Predictors of inappropriate hospital days in a department of internal medicine[J]. International journal of epidemiology, 1998, 27(3): 513 - 519.

[50] Merom D, Shohat T, Harari G, et al. Factors associated with inappropriate hospitalization days in internal medicine wards in Israel: a cross-national survey[J]. International journal for quality in health care, 1998, 10(2): 155 - 162.

[51] Angelillo I, Ricciardi G, Nante N, et al. Appropriateness of hospital utilisation in Italy[J]. Public health, 2000, 114(1): 9 - 14.

[52] Henshaw D J, Pollock L M, Rai G S, et al. A study of admissions and inpatients over the Christmas period using the appropriateness evaluation protocol(AEP)[J]. Archives of gerontology and geriatrics, 2000, 31(1): 77 - 83.

[53] Kaya S, Eroğlu K, Vural G, et al. Factors affecting appropriateness of hospital utilization in two hospitals in Turkey[J]. Journal of medical systems, 2001, 25(6): 373 - 383.

[54] Halfon P, Eggli Y. Screening inappropriate hospital days on the basis of routinely available data[J]. International journal for quality in health care,

2001, 13(4): 289 - 299.

[55] Sangha O, Schneeweiss S, Wildner M, et al. Metric properties of the appropriateness evaluation protocol and predictors of inappropriate hospital use in Germany: an approach using longitudinal patient data [J]. International journal for quality in health care, 2002, 14(6): 483 - 492.

[56] Panis L J, Gooskens M, Verheggen F W, et al. Predictors of inappropriate hospital stay: a clinical case study[J]. International journal for quality in health care, 2003, 15(1): 57 - 66.

[57] Pileggi C, Bianco A, Di Stasio S, et al. Inappropriate hospital use by patients needing urgent medical attention in Italy[J]. Public health, 2004, 118(4): 284 - 291.

[58] d'Alche-Gautier M-J, Maïza D, Chastang F. Assessing the appropriateness of hospitalisation days in a French university hospital[J]. International journal of health care quality assurance, 2004, 17(2): 87 - 91.

[59] Panis L J, Kolbach D N, Hamulyák K, et al. Identifying inappropriate hospital stay in patients with venous thromboembolism [J]. European journal of internal medicine, 2004, 15(1): 39 - 44.

[60] Chakravarty L C A, Parmar B N, Bhalwar C R. Inappropriate Use of Hospital Beds in a Tertiary Care Service Hospital[J]. Medical journal armed forces India, 2005, 61(2): 121 - 124.

[61] Dizdar Ö, Karadağ Ö, Kalyoncu U, et al. Appropriate utilization of hospital beds in internal medicine: evaluation in a tertiary care hospital [J]. Journal of evaluation in clinical practice, 2007, 13(3): 408 - 411.

[62] Anton P, Peiró S, Aranaz J M, et al. Effectiveness of a physician-oriented feedback intervention on inappropriate hospital stays [J]. Journal of epidemiology and community health, 2007, 61(2): 128 - 134.

[63] Rodríguez F C, de la Cruz Morón I, Rodríguez L L, et al. Appropriateness of hospital admissions to a pulmonology department [J]. Archivos de

Bronconeumología(English Edition), 2006, 42(9): 440-445.

[64] Rodríguez F C, de la Cruz Morón I, Martínez A D, et al. Appropriateness of hospital stays in a pulmonology department [J]. Archivos de Bronconeumología (English Edition), 2007, 43(8): 439-444.

[65] San Román J A, Luquero F J, de la Fuente L, et al. Assessment of inappropriate hospital stays in a cardiology department[J]. Revista Española de Cardiología (English Edition), 2009, 62(2): 211-215.

[66] Soria-Aledo V, Carrillo-Alcaraz A, Campillo-Soto Á, et al. Associated factors and cost of inappropriate hospital admissions and stays in a second-level hospital[J]. American journal of medical quality, 2009, 24 (4): 321-332.

[67] Al Tehewy M, Shehad E, Al Gaafary M, et al. Appropriateness of hospital admissions in general hospitals in Egypt[J]. 2009, 15(5): 1126-1134.

[68] Hammond C L, Phillips M F, Pinnington L L, et al. Appropriateness of acute admissions and last in-patient day for patients with long term neurological conditions[J]. BMC health services research, 2009, 9(1): 40.

[69] Hatam N, Askarian M, Sarikhani Y, et al. Necessity of admissions in selected teaching university affiliated and private hospitals during 2007 in Shiraz, Iran[J]. Archives of Iranian medicine, 2010, 13(3): 230-234.

[70] Sahhaf F, Fardiazar Z. Evaluation of the appropriateness of hospital stay in gynecological wards in Tabriz Teaching Hospitals[J]. Pakistan journal of medical sciences, 2009, 25(5): 852-856.

[71] Fontaine P, Jacques J, Gillain D, et al. Assessing the causes inducing lengthening of hospital stays by means of the Appropriateness Evaluation Protocol[J]. Health policy, 2011, 99(1): 66-71.

[72] Brabrand M, Knudsen T, Hallas J. The characteristics and prognosis of patients fulfilling the Appropriateness Evaluation Protocol in a medical admission unit: a prospective observational study[J]. BMC health services

research，2011，11(1)：152.

[73] Gamper G，Wiedermann W，Barisonzo R，et al. Inappropriate hospital admission：interaction between patient age and co-morbidity[J]. Internal and emergency medicine，2011，6(4)：361－367.

[74] Hwang J－I，Kim J，Jang W，et al. Inappropriate hospitalization days in Korean Oriental Medicine hospitals[J]. International journal for quality in health care，2011，23(4)：437－444.

[75] Poppa G，La Torre G，Mannocci A，et al. Appropriateness of admission and stay in obstetrics wards：a new tool assessing unnecessary days of hospital care[J]. Italian journal of public health，2009，6(4)：341－351.

[76] Soria-Aledo V，Carrillo-Alcaraz A，Flores-Pastor B，et al. Reduction in inappropriate hospital use based on analysis of the causes[J]. BMC health services research，2012，12(1)：361.

[77] Jepsen H K，Hendriksen C，Nielsen H，et al. Every seventh acute medical admission is preventable [J]. Danish medical journal，2013，60(3)：A4595－A4595.

[78] Caminiti C，Meschi T，Braglia L，et al. Reducing unnecessary hospital days to improve quality of care through physician accountability：a cluster randomised trial[J]. BMC health services research，2013，13(1)：14.

[79] Mannocci A，Specchia M L，Poppa G，et al. A multicenter study on the appropriateness of hospitalization in obstetric wards：application of Obstetric Appropriateness Evaluation Protocol（Obstetric AEP）[J]. The journal of maternal-fetal & neonatal medicine，2014，(0)：1－7.

[80] Evans D，Corcoran R，Kiernan R，et al. A review of bed utilisation in the West of Ireland[J]. Irish medical journal，2015，108(5)：142－144.

[81] Asghar Ghods A，Khabiri R，Raeisdana N，et al. Predictors of Inappropriate Hospital Stay：Experience from Iran[J]. Global journal of health science，2014，7(3)：82－89.

[82] Gertman P M，Restuccia J D. The appropriateness evaluation protocol：a technique for assessing unnecessary days of hospital care[J]. Medical care，1981，855 - 871.

[83] Fitch K，Bernstein S J，Aguilar M D，et al. The RAND/UCLA appropriateness method user's manual[R]. DTIC document，2001.

[84] Paranjpe N，Strumwasser I，Ronis D L，et al. Efficiency gains in utilization review[J]. American journal of medical quality，1989，4(4)：108 - 114.

[85] Strumwasser I，Paranjpe N V，Ronis D L，et al. Reliability and validity of utilization review criteria：appropriateness evaluation protocol，standardized medreview instrument，and intensity-severity-discharge criteria[J]. Medical care，1990，95 - 111.

[86] Rashidian A. Adapting valid clinical guidelines for use in primary care in low and middle income countries[J]. Primary care respiratory journal，2008，17 (3)：136 - 137.

[87] 王霞,郭秀娥,徐勇勇,等.住院手术患者无效住院日的存在状况及其影响因素的分析[J].第四军医大学学报,2001,22(6)：557 - 560.

[88] 郭建新,周国栋,刘奎,等.新疆某三甲医院住院日适当性评价研究[J].现代医院,2012,12(10)：97 - 99.

[89] Zhang Y，Chen Y，Zhang X，et al. Current level and determinants of inappropriate admissions to township hospitals under the new rural cooperative medical system in China：a cross-sectional study[J]. BMC health services research，2014，14(1)：649.

[90] 陶婧婧,罗诚祖,马进.无效住院在住院服务提供过程中的存在现状[J].上海交通大学学报(医学版),2013,33(8)：1146.

[91] Liu X，Mills A. Evaluating payment mechanisms：how can we measure unnecessary care？[J]. Health policy and planning，1999，14(4)：409 - 413.

[92] 王珩.无价值住院日对住院日及费用的影响[J].中国医院管理,2002,22

(5)：17 - 19.

［93］刘霞,何梦乔.基于 AEP 的住院日适当性评价研究[J].中国医院,2008,12
(10)：31 - 34.

［94］冯华,曹建文.上海市某医院股骨头坏死病人不适当住院日研究[J].中国
医院管理,2009,(4)：37 - 40.

［95］邱元作,孟开,李宁.酒精性肝硬化患者不适当住院日影响因素分析[J].中
国医院管理,2013,(4)：19 - 21.

［96］周幸园,王宏,朱智明,等.慢性阻塞性肺疾病患者入院适当性评价与分析
[J].中国卫生质量管理,2013,20(4)：33 - 35.

［97］刘奎,张晨,蒋莉,等.临床重点疾病的不适当住院日研究[J].中国医院管
理,2014,34(1)：58 - 60.

［98］张文婷,王蕾,韩优莉,等.基于 AEP 的某三级甲等医院 5 年住院日适当性
评价[J].中国医院管理,2014,34(3)：38 - 40.

［99］Ash A. The design and analysis of hospital utilization studies [J].
International journal for quality in health care, 1995, 7(3)：245 - 252.

［100］孙强,徐凌中.两病种病人的不必要医疗费用分析[J].中华医院管理杂志,
2000,16(3)：152 - 154.

［101］王玖,徐天和.两单病种住院病人不必要医疗费用分析[J].卫生经济研究,
2002,(7)：21 - 22.

［102］杨同卫.过度医疗的对策[J].中国医学伦理学,2002,15(2)：20 - 21.

［103］张忠鲁.过度医疗：一个紧迫的需要综合治理的医学问题[J].医学与哲
学,2003,24(9)：1 - 4.

［104］Postma D, Anzueto A, Calverley P, et al. A new perspective on optimal
care for patients with COPD[J]. Primary care respiratory journal, 2011,
20(2)：205 - 209.

［105］徐斌,钟海忠,连斌,等.适宜医疗费用是医院质量管理的尺度[J].中国卫
生事业管理,2005,21(3)：142 - 144.

［106］Gallagher P, O'Mahony D. STOPP (Screening Tool of Older Persons' potentially inappropriate Prescriptions）：application to acutely ill elderly patients and comparison with Beers' criteria[J]. Age and ageing，2008，37 (6)：673－679.

[107] Doughty A，Nash S，Gift D. Deployment and utilization of MR imaging in Michigan：observations of a statewide data base[J]. Radiology，1992，185 (1)：53－61.

[108] Bransby- Zachary M，Sutherland G. Unnecessary x ray examinations [J]. British medical journal，1989，298：1294－1294.

[109] Walker D，Williams P，Tawn J. Audit of requests for preoperative chest radiography[J]. British medical journal，1994，309：772－773.

[110] Chan P S，Patel M R，Klein L W，et al. Appropriateness of percutaneous coronary intervention[J]. Jama，2011，306(1)：53－61.

[111] 张维迎.博弈与社会[M].北京：北京大学出版社，2013.

[112] Laffont J－J，Martimort D. The theory of incentives：the principal-agent model[M]. Princeton：Princeton university press，2009.

[113] 王塑峰.医疗服务领域供给方诱导需求及其治理研究[D].吉林大学，2007.

[114] 李青.从委托代理关系看医患矛盾及对策探析[J].经营管理者，2013，(18)：49.

[115] Nelson P. Information and consumer behavior[J]. The journal of political economy，1970，78(2)：311－329.

[116] Darby M R.，Karni E. Free competition and the optimal amount of fraud [J]. Journal of law and economics，1973，16(1)：67－88.

[117] Balafoutas L，Beck A，Kerschbamer R，et al. What drives taxi drivers? A field experiment on fraud in a market for credence goods[J]. The review of economic studies，2013，80(3)：876－891.

[118] 邓艳华,陈琳,李建,等.全国医疗服务价格项目规范[J].中国卫生经济，2014,33(5)：40－41.

[119] Dulleck U，Kerschbamer R. On doctors，mechanics，and computer

specialists: The economics of credence goods[J]. Journal of economic literature, 2006, 44(1): 5 - 42.

[120] Wolinsky A. Competition in markets for credence goods[J]. Journal of institutional and theoretical economics (JITE)/Zeitschrift für die gesamte Staatswissenschaft, 1995, 151(1): 117 - 131.

[121] Emons W. Credence goods and fraudulent experts[J]. The RAND journal of economics, 1997, 28(1): 107 - 119.

[122] Emons W. Credence goods monopolists [J]. International journal of industrial organization, 2001, 19(3): 375 - 389.

[123] Sülzle K, Wambach A. Insurance in a market for credence goods[J]. Journal of risk and insurance, 2005, 72(1): 159 - 176.

[124] Alger I, Salanie F. A theory of fraud and overtreatment in experts markets [J]. Journal of economics & management strategy, 2006, 15 (4): 853 - 881.

[125] Gabszewicz J J, Resende J. Credence goods and product differentiation [R]. Université catholique de Louvain, Center for Operations Research and Econometrics(CORE), 2011.

[126] Wolinsky A. Competition in a market for informed experts' services [J]. The RAND journal of economics, 1993, 24(3): 380 - 398.

[127] Pitchik C, Schotter A. Honesty in a model of strategic information transmission [J]. The American economic review, 1987, 78 (5): 1032 - 1036.

[128] Pitchik C. Schotter A. Information transmission in regulated markets [J]. Canadian journal of economics, 1993, 26(4): 815 - 829.

[129] Evans Robert G. Supplier-induced demand: Some empirical evidence and implications in the economics of health and medical care [M]. The economices of health and medical care, 1974.

[130] Rice T H. The impact of changing Medicare reimbursement rates on

physician-induced demand[J]. Medical care, 1983, 21(8): 803 – 815.

[131] De Jaegher K, Jegers M. A model of physician behaviour with demand inducement[J]. Journal of health economics, 2000, 19(2): 231 – 258.

[132] Rossiter L F, Wilensky G R. Identification of physician-induced demand [J]. Journal of human resources, 1984, 19(2): 231 – 244.

[133] Roehrig C S. A formal model of target income pricing with supplier-induced demand[M]. Health Manpower Policy Studies Group, School of Public Health, UM, 1976.

[134] Sweeney G H. The market for physicians' services: Theoretical implications and an empirical test of the target income hypothesis[J]. Southern economic journal, 1982, 48(3): 594 – 613.

[135] Rizzo J A, Blumenthal D. Is the target income hypothesis an economic heresy? [J]. Medical care research and review, 1996, 53(3): 243 – 266.

[136] Rizzo J A, Zeckhauser R J. Reference incomes, loss aversion, and physician behavior[J]. Review of economics and statistics, 2003, 85(4): 909 – 922.

[137] McGuire T G, Pauly M V. Physician response to fee changes with multiple payers[J]. Journal of health economics, 1991, 10(4): 385 – 410.

[138] Labelle R, Stoddart G, Rice T. A re-examination of the meaning and importance of supplier-induced demand[J]. Journal of health economics, 1994, 13(3): 347 – 368.

[139] 王凡.我国医疗供方诱导需求理论与实证研究[D].西安电子科技大学硕士论文,2007.

[140] Gruber J, Owings M. Physician financial incentives and cesarean section delivery[R]. National Bureau of Economic Research, 1994.

[141] Anderson R K, House D, Ormiston M B. A theory of physician behavior with supplier-induced demand[J]. Southern economic journal, 1981, 48 (1): 124 – 133.

[142] Jürges H. Health insurance status and physician-induced demand for medical services in Germany: new evidence from combined district and individual level data[J]. SOEP paper, 2007, 178(1): 81 - 93.

[143] Roemer M I. Bed supply and hospital utilization: a natural experiment [J]. Hospitals, 1961, 35: 36 - 42.

[144] Ginsburg P B, Koretz D M. Bed availability and hospital utilization: estimates of the "Roemer effect"[J]. Health care financing review, 1982, 5(1): 87 - 92.

[145] Harris D M. An elaboration of the relationship between general hospital bed supply and general hospital utilization[J]. Journal of health and social behavior, 1975, 16(2): 163 - 172.

[146] Gruber J, Kim J, Mayzlin D. Physician fees and procedure intensity: the case of cesarean delivery[J]. Journal of health economics, 1999, 18(4): 473 - 490.

[147] Hughes D, Yule B. The effect of per-item fees on the behaviour of general practitioners[J]. Journal of health economics, 1992, 11(4): 413 - 437.

[148] Emons W. Competitive experts: a solution to the credence goods problem [J]. Ökonomische analyse von verträgen, 2000: 148 - 180.

[149] Auster R D, Oaxaca R L. Identification of supplier induced demand in the health care sector [J]. Journal of human resources, 1981, 16 (3): 327 - 342.

[150] Carmines E G, Zeller R A. Reliability and validity assessment[M]. Sage publications, 1979.

[151] Kalant N, Berlinguet M, Diodati J G, et al. How valid are utilization review tools in assessing appropriate use of acute care beds? [J]. Canadian Medical Association journal, 2000, 162(13): 1809 - 1813.

[152] Vetter N. Inappropriately delayed discharge from hospital: What do we know? [J]. British medical journal, 2003, 326: 927 - 928.

[153] Rishpon S, Lubacsh S, Epstein L M. Reliability of a method of determining the necessity for hospitalization days in Israel[J]. Medical care, 1986, 24(3): 279 - 282.

[154] Kaya S, Erdem Y, Dogrusoz S, et al. Reliability of a hospital utilization review method in Turkey[J]. International journal for quality in health care, 1998, 10(1): 53 - 58.

[155] Lorenzo S, Lang T, Pastor R, et al. Reliability study of the European appropriateness evaluation protocol[J]. International journal for quality in health care, 1999, 11(5): 419 - 424.

[156] Davis S L, Morrow A K. Creating usable assessment tools: A step-by-step guide to instrument design. In Guide. Center for Assessment & Research Studies. James Madison University, Indiana University-Purdue University Indianapolis. Retrieved from http: //www. jmu. edu/assessment/wm_library/ID_Davis_Morrow_AAHE2004. pdf: 2004.

[157] 李灿,辛玲.调查问卷的信度与效度的评价方法研究[J].中国卫生统计, 2008,(5): 541 - 544.

[158] Lynn M R. Determination and quantification of content validity[J]. Nursing research, 1986, 35(6): 382 - 386.

[159] 单彬.多研究者(或方法)间一致性评价方法的研究[D].中国人民解放军军事医学科学院硕士论文,2006.

[160] Landis J R, Koch G G. The measurement of observer agreement for categorical data[J]. Biometrics, 1977, 33(1): 159 - 174.

[161] Uebersax J S. A generalized kappa coefficient[J]. Educational and psychological measurement, 1982, 42(1): 181 - 183.

[162] LeBreton J M, Senter J L. Answers to 20 questions about interrater reliability and interrater agreement[J]. Organizational research methods, 2008, 11(4): 815 - 852.

[163] Nevo B. Face validity revisited[J]. Journal of educational measurement,

1985，22(4)：287 - 293.

[164] Smeets P，Verheggen F，Pop P，et al. Assessing the necessity of hospital stay by means of the Appropriateness Evaluation Protocol：how strong is the evidence to proceed？[J]. International journal for quality in health care，2000，12(6)：483 - 493.

[165] Kreger B E，Restuccia J D. Assessing the need to hospitalize children：pediatric appropriateness evaluation protocol[J]. Pediatrics，1989，84(2)：242 - 247.

[166] Cunningham W A，Preacher K J，Banaji M R. Implicit attitude measures：Consistency，stability，and convergent validity[J]. Psychological science，2001，12(2)：163 - 170.

[167] Shoukri M M. Measures of interobserver agreement and reliability [M]. Boca Raton：CRC Press，2010.

[168] Sim J，Wright C C. The kappa statistic in reliability studies：use，interpretation，and sample size requirements[J]. Physical therapy，2005，85(3)：257 - 268.

[169] Restuccia J D. The evolution of hospital utilization review methods in the United States[J]. International journal for quality in health care，1995，7(3)：253 - 260.

[170] Spitalnic S. Test properties I：Sensitivity，specificity，and predictive values [J]. Hospital physician，2004，40：27 - 36.

[171] Lalkhen A G，McCluskey A. Clinical tests：sensitivity and specificity [J]. Continuing education in anaesthesia，critical care & pain，2008，8(6)：221 - 223.

[172] Eggleston，Karen. Health care for 1.3 billion：an overview of China's health system (January 9，2012). Stanford Asia Health Policy Program Working Paper No. 28. Available at SSRN：https：//ssrn. com/abstract＝2029952 or http：//dx. doi. org/10. 2139/ssrn. 2029952.

[173] Liu W, Yuan S, Wei F, et al. Reliability and validity of the Chinese version Appropriateness Evaluation Protocol[J]. PloS one, 2015, 10(8): e0136498.

[174] Long Q, Xu L, Bekedam H, et al. Changes in health expenditures in China in 2000s: has the health system reform improved affordability[J]. International joural for equity in health, 2013, 12(1): 40.

[175] OECD. Health at a Glance 2013: OECD Indicators. http://www.oecd-ilibrary.org/docserver/download/8113161e.pdf? expires=1449863433&id=id&accname=guest&checksum=0534BDBB88DC18EB145E7FF2ED82D6E4.

[176] 严卫萍.2012 版病案首页填写存在的问题及改进措施[J].中国病案,2012, 13(8): 17-19.

[177] Deyo R A, Cherkin D C, Ciol M A. Adapting a clinical comorbidity index for use with ICD-9-CM administrative databases[J]. Journal of clinical epidemiology, 1992, 45(6): 613-619.

[178] Charlson M E, Pompei P, Ales K L, et al. A new method of classifying prognostic comorbidity in longitudinal studies: development and validation [J]. Journal of chronic diseases, 1987, 40(5): 373-383.

[179] 李丛,张健明,李慧娟.北京、上海、广州城镇居民基本医疗保险政策比较分析[J].劳动保障世界(理论版),2011,8: 31-34.

[180] Fong Y F. When do experts cheat and whom do they target?[J]. RAND journal of economics, 2005, 113-130.

[181] 深化医药卫生体制改革部际协调工作小组.关于深化医药卫生体制改革的意见(征求意见公告).http://www.gov.cn/gzdt/2008-10/14/content_1120143.htm.

[182] 金春林,李芬,王力男,等.居民卫生筹资与医疗费用负担实证分析:以上海为例[J].中国卫生政策研究,2013,6(5): 32-36.

[183] Navarro G, Prat-Marin A, Asenjo M, et al. Review of the utilisation of a university hospital in Barcelona (Spain): evolution 1992 - 1996 [J].

European journal of epidemiology，2001，17(7)：679-684.

[184] Yuan K H，Peter M B. Robust procedures in structural equation modeling [M]//Handbook of latent variable and related models. North-Holland，Elsevier，2007.

[185] 陶婧婧,罗诚祖,马进.无效住院所导致的潜在资源浪费的估算[J].上海交通大学学报(医学版),35(4),573-576.

[186] 程沛然,陈澍,陈英耀.医疗保险异地就医管理政策的案例分析[J].中国卫生资源,2015,18(1)：53-56.

[187] 程沛然,邵建华,陈澍,等.上海职工医保与异地医保垂体腺瘤患者住院费用对比研究——基于华山医院的数据分析[J].中国医疗保险,2015,(9)：54-56.

[188] 何思长,赵大仁,张瑞华,等.我国分级诊疗的实施现状与思考[J].现代医院管理,2015,2：20-22.

[189] 杜宁,于广军,赵蓉,等.医保总额预付：上海三级医院的应对与思考[J].中国医院,2013,(5)：41-42.

[190] 吴欣,程薇,李祺.医保总额预付的经济学分析及完善策略[J].中国卫生经济,2013,32(2)：64-66.

[191] 张霄峰,段政明."总控"制度下,医院推诿病人怎么办？[J].中国社会保障,2013,(1)：87-87.

[192] Scheffler R M，Sullivan S D，Ko T H. The Impact of Blue Cross and Blue Shield Plan Utilization Management Programs，1980-1988[J]. Inquiry，1991，28(3)：263-275.

[193] Santos-Eggimann B，Slder M，Schopferj D，et al. Comparing Results of Concurrent and Retrospective Designs in a Hospital Utilization [J]. International journal for quality in health care，1997，9(2)：115-120.

索　引

后 记

本书是在我的博士论文基础上修改完成的。首先要感谢的是我的恩师马进教授这几年来对我的指导与帮助。在刚开展此课题的研究时,我对自己的研究方向和研究能力都缺乏信心,是马老师在我迷惘时给予指导,在我遇到困难时给予帮助,在我做得不正确、不足时也从未严厉批评,而是提出有益的意见和建议,给予我极大的帮助。

在此,本书的写就还需要特别感谢陈英耀老师、叶露老师、黄淇敏老师、陈继祥老师、侯建荣老师、杜素果老师、罗守贵老师、金春林老师、胡苏云老师、王惟老师、Martin Buijsen 老师、Edith Loozen 老师等在写作方面给予的支持;感谢唐宁玉老师、高晶鑫老师、张兴福老师在学习和生活中给予的帮助;感谢吕同舟老师,在出版事宜上给予的帮助;感谢倪宁老师对书中部分内容提出的宝贵建议。

此外,还要感谢在本研究调研期间给予我很大帮助的袁素维和危凤卿。在漫长的 8 个月的调研里,从寒冬到炎热的夏天,她们都陪在左右,在病案室数以万计的病案中查找样本病案,在灯光昏暗的电子阅览室填写调研问卷。从问卷设计、打印,到调研和录入,始终陪伴并支持我,有了她们的帮助,我才能顺利完成本研究最辛苦的调研部分。感谢 Erasmans Medical Center 的朱长斌,为书中临床方面存在的问题的相关内容提供了专业指导。

感谢我的家人刘小敏先生、刘艳波女士对我无条件的理解和体谅。感谢周润青先生在写作期间常带我品尝美食、补充能量。

最后要感谢本研究所调研的两家医院病案室的工作人员、医务处工作人员以及相关科室的各位医生为我们调研提供便利，对我们为他们工作带来的不便之处也总是表示体谅。

刘雯薇

2019 年 7 月 15 日